经穴

密码

——人体经穴对症使用图解

（人体穴位对症使用丛书）

黄迪君／顾问

刁灿阳／编著

四川科学技术出版社

·成都·

U0254943

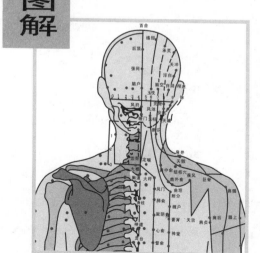

图书在版编目（CIP）数据

经穴密码：人体经穴对症使用图解/刁灿阳编著. －
成都：四川科学技术出版社，2011.3（2025.2重印）

ISBN 978-7-5364-7161-0

Ⅰ.经... Ⅱ.①刁... Ⅲ.①经穴－图解 Ⅳ.①R224.4-64

中国版本图书馆CIP数据核字（2011）第035954号

丛书编委会

刁本恕　　刁灿力　　范姝岑　　王小敏　　余　浩

刁灿阳　　黄迪君　　陈　康　　张小梅

经穴密码
人体经穴对症使用图解

编　　著　刁灿阳
顾　　问　黄迪君

出 品 人　程佳月
责任编辑　李迎军
助理编辑　王天芳
封面设计　韩健勇
责任出版　欧晓春
出版发行　四川科学技术出版社
　　　　　成都市锦江区三色路238号　邮政编码 610023
　　　　　官方微博 http://weibo.com/sckjcbs
　　　　　官方微信公众号 sckjcbs
　　　　　传真 028-86361756
成品尺寸　165 mm × 228 mm
印　　张　12　字数 240 千
印　　刷　成都市新都华兴印务有限公司
版　　次　2011年4月第 1 版
印　　次　2025年2月第 4 次印刷
定　　价　88.00元

ISBN 978-7-5364-7161-0

邮　　购：成都市锦江区三色路238号新华之星A座25层　邮政编码：610023
电　　话：028-86361770

黄迪君教授简介

黄迪君,女,1941年生。四川省广汉市人。成都中医药大学教授、博士生导师。1964年毕业于成都中医学院医学系,同年7月至1988年在成都市第一人民医院工作,先后任医师、主治医师、副主任医师、科主任。1988年至今在成都中医药大学从事针灸医疗、教学、科研工作。先后主讲刺法灸法学、针灸治疗学、针灸学等课程,培养硕士生21人、博士生13人,港、澳、台及外籍学生100余人,本、专科学生及中、青年教师(医师)数千人。

先后完成国家、部、省、厅级科研课题8项,获科技成果奖9项,在国内外杂志发表学术论文40余篇,主编或合编学术专著6部。

长期坚持在医疗工作一线,积累了丰富的临床经验,形成了善用整体调节与局部治疗相结合的针灸综合疗法,以及严格把握针灸适应证、取穴"少而精"、"施术贵治神"的临床特色,善治风湿免疫性疾病、神经系疾病、脑血管病后遗症、骨关节病、软组织病,部分消化系、代谢系疾病,妇科、儿科、皮肤科等疑难杂病。

先后赴中国香港地区及新加坡、德国等讲学及交流学术多次,其学术思想、学术见解与黄氏综合疗法在国际国内有一定影响。

作者简介

　　刁灿阳，女，1975年生。第四批全国名老中医继承人。1996年毕业于成都体育学院运动医学系，1997年至1999年在新加坡中国针灸推拿按摩中心工作。2001年考入成都中医药大学针灸推拿系攻读硕士学位，2004年毕业。同年考入成都中医药大学针灸推拿系攻读博士学位，师承黄迪君教授。其间先后跟随黄迪君教授、王再谟教授、冯耀军教授、刁本恕主任医师于临床学习针灸和中医内科。2007年毕业。2008年被批准成为第四批全国名老中医继承人，师承刁本恕主任医师。

　　先后完成国家、省级科研课题2项，发表学术论文20余篇。1996年至今从未间断过临床门诊工作，将从各位老师处学到的点滴知识和经验运用于临床，取得了较为满意的治疗效果。

　　本书的作者，是我众多学生中颇有特点的一个，其特点在于她对临床工作的热爱、坚持和认真负责。她出生于中医学世家，其父为四川省名中医刁本恕，她自幼耳濡目染，热爱中医，以优异成绩获得中医硕、博士学位。毕业后放弃留校而全心全意投入临床实践和研究工作，在内、外、儿、妇、五官等各科常见病及疑难杂症的治疗上和养生保健防病治病的研究上都颇有心得，因此，我将本书放心地交给作者撰写。

　　随着生活水平的提高，人们对生活质量的要求也越来越高，活得更健康成为人们追求的目标。在接到出版社约稿之后，本书作者曾在新华文轩书店作了调查，结果显示普通百姓对运用经络穴位治疗疾病已有初步的认识，但对如何找到穴位和如何具体操作却感到很疑惑。

　　撰写本书的目的是希望作为中国传统医学宝藏的经络俞穴能实实在在地贴近日常生活，走入普通人家，使经络俞穴成为养生、保健、预防疾病、治疗疾病的好帮手！

　　相信各位阅读此书会受益匪浅。

黄迪君

2011年1月于成都

致 谢

首先向我的导师黄迪君教授致以衷心的感谢，感谢她这些年来对我的全心教导和无私传授，才使我在较短时间内掌握了很多确有实效却也简单方便的治疗和锻炼方法，并在本书的编写过程中给予了极大的支持和指点。

感谢我亲爱的朋友周戈茗，如果没有他的密切配合，本书的三百余幅照片根本无法完成。如果缺少我的好朋友唐佳及9维视觉工作室的支持，照片的拍摄工作也难以顺利进行。谢谢我的朋友韩杰、娅娅在照片编辑过程中的及时帮助！感谢嘉嘉、妞妞和凯凯三位小朋友的配合，使得小儿经穴及治疗部分的照片得以顺利拍摄。还要感谢我的多位患者，谢谢她们给出了诚恳的建议，使我在编写本书的过程中受到了很多启发。

最后，感谢我的家人对我的大力支持和无私奉献，因为工作的原因，我与他们在一起的时间很少，但他们仍从繁忙的工作中抽出时间帮助我纠正了初稿中的大量错误。

感谢所有促成本书面世的人！

刁灿阳
2011年1月于成都

人的正常寿命真的是120岁吗？

在有生之年里，人真的能够保持健康，不生病吗？

或许这是每个人都想知道的答案。

尽管有国外科学家宣称已经发现能延长人寿命的基因或新蛋白，并试图通过破坏衰老基因而达到长寿的目的，但这一切仍在实验中，没有人敢断言，这种外来的干预，对人体健康不会造成任何不良影响。

可是，作为有着五千年历史文化的文明古国的子孙，为什么没有发现，我们睿智的老祖先其实早已将这个答案公之于众了呢？

早在两千多年前，我们的祖先就发现了生命和健康的秘密：

——根据自然界的变化来调节生活，用适当的方法维持健康祛除疾病，活上百岁便是轻而易举的事。

但为什么现代人生活水平越来越高、条件越来越好，却更容易患病、更容易早逝呢？答案同样也已经给出：

——人们只为贪图一时之快，不懂节制，过于消耗，不知道怎样根据自然界的变化来调节身体，违反了养生之道，所以到五十岁左右就开始衰老了。

人的身体，就好像一个小型却复杂而精密的自动化机器，具有自我调整功能。五脏六腑及各种器官组织相当于机器内部的发动机、轴承、滚珠、螺钉、螺帽等，如果各部件质量完好无损，又搭配合理，就有了正常运转的前提。如果只是部件齐备完好，却少了驱动的动能，这个机器便不可能运转而发挥它的作用。假设两个条件都齐了，而这两个条件却不能相互协调，不能达到一种动态平衡，那么，这台机器同样用不了多久就会出问题。

这就好比人体内部的阴和阳。血肉之躯是阴，不停运动的气机是阳，只有阴和阳巧妙地配合，达到动态的平衡，人才能成其为人，也才能保持健康的状态。

同样，人类存活于整个自然界里，就好像是生活在水里的鱼，要受水温、水质、水量、鱼群、饲料等的影响一样，我们也会受天气、自然环境、地理位置、学习工作环境，饮食等各方面的影响，如果我们的身体不能与整个外界环境取得平衡，想要拥有健康而长久的生活，就只能是奢望了。

那么，这种平衡要如何才能达到呢？

我们或许不能凭一己之力改变气候，改变自然环境、学习工作环境，但可以肯定的是，我们可以通过调整自己的饮食习惯和生活作息习惯，可以通过调节贯穿整个身体的经络，调节镶嵌于经络上的多个穴位来获得这种平衡！

提到穴位，很多人脑子里蹦出来的便是武侠小说或电影里那些武林高手们优雅地挥手弹指，便将对手定在原地的画面。这当然是小说和电影的艺术夸张，但正是因为经络穴位的不可见性和非实质性，它才会长期笼罩在迷雾之中。让我们拨开迷雾，显现出它的真实面貌，我们就能清楚地明白，什么是经络、什么是穴位。

人体纵横交错的经络就好比自然环境中的河流溪沟，有发源地，有汇集处，有流走方向，受日月影响，也影响着整个大气候。而穴位就相当于分布其间的各个天然湖泊，起着交通、涵养与补给，以及调蓄河川径流等多种重要作用。

河流溪沟以及天然湖泊，无论是淤塞、泛滥，还是干涸，都会导致整个自然界的衰亡。同样，人身上的经络与穴位的阻滞、失养，都会直接影响健康和寿命。如果我们懂得通过恰当的方法，对穴位进行调理，使经络畅通而血气充沛，保持身体的健康、远离疾病的困扰便不再遥不可及。

但是，对于大多数非针灸学专业的人员来讲，即便给他一张经络穴位图，告诉他某穴位在某个地方，多少寸，他仍然会怀疑自己是否真的能正确找到，更别提经穴的合理搭配以及如何运用这些穴位来为自己和家人解除病痛了。

编写本书的目的，就是要让从未接触过医学的普通人，都能掌握自我穴位调节的方法。因此我们用直观清晰的数码图片，配以通俗直白的文字，教大家用最简单的方法找到穴位的正确位置，并按步骤进行预防和治疗病症，达到维护健康、祛除病痛、延年益寿的目的。

翻开本书看看，你会发现，经络穴位的神秘世界将不再神秘，你可以轻轻松松地找到它，并使用它，让它成为你的最好的健康帮手。有了它，你会发现，拥有健康不再只是梦想，延长寿命不再只是奢望！

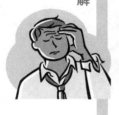

如何使用本书

■关于内容

由于本书面向的主要读者并不是医学专业的人员，因此，无论是文字语言、编写内容，还是排版上都采用轻松活泼、简明扼要的格式，尽量避免专业术语的出现。

在内容编排上，将平日保健和疾病预防排在第一章。第二章日常疾病的轻松治疗，按照不同年龄阶段进行划分，按小儿到老年进行排列。在病种的选择上，也作了一定的取舍，只列举发生频率较高的常见病。第三章除了详细介绍如何找到穴位之外，还介绍了每个穴位的主要作用以及用力方向，而第四章则是前两章中所用方法（如基本按摩手法、灸法、罐法等）的详细介绍。

如何开始使用

使用本书，并不需要从头读到尾，读者可以有针对性地根据自己的需要选择重点，获取对自己有用的信息。

例如：

1. 无明显疾病或病症的读者，可以仅阅读第一章身体的保健和疾病的预防，再根据图号和图片的提示进行正确操作。

2. 有某种不适的读者，则可在第二章中根据不同年龄阶段进行初步查找。

3. 对穴位有一定认识的读者，也可直接翻阅第三章，根据指示按步骤简单准确地找到穴位具体位置，认识穴位的主要作用和按摩穴位的用力方向。

4. 如对前两章中所述方法不太明确，可以直接查阅第四章，按图文所示进行操作。

5. 如见到穴位名后面的括弧中有两个图号，一般情况下，第一个图号是操作示范的照片，后面一个图号，则是第四章中穴位定位的照片。

例如："推八卦（图111，图313）100次"，"图111"是指如何推的操作，图313是指穴位定位（配有文字说明）。

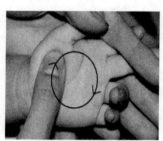

图111（见后）

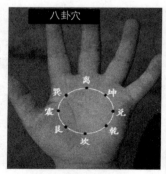

八卦穴

离 坤
巽 兑
震 乾
艮 坎

图313（见后）

关于本书的照片

照片在本书中扮演了极为重要的角色，每幅照片都配有图号和详细的文字解释。在每种疾病的预防和治疗中，都配有相应的照片，以指导读者进行操作。最令读者苦恼的如何准确找到穴位的问题，也按步骤配好照片，只要根据图号和照片按顺序进行，就能方便地找到穴位。

关于穴位的说明

为了尽可能地以简便方法找到经穴，本书穴位的定位方法一则是根据多位老师、专家多年的经验，二则是按照手指同身寸法（以患者的手指为标准来定位取穴的方法），以避免不同身高体形所带来的差异，但仍有少量是用厘米数来进行标注。第三章中所述寻找穴位时所标明的厘米数，用于小儿身体时应该相应缩减，其比例关系如下：3岁以下小儿与成年人相比约为0.4∶1；3~6岁小儿与成年人相比约为0.6∶1；6~10岁小儿与成年人相比约为0.8∶1。

可能有读者会问，就算按本书所示方法找到穴位，但怎么知道找到的穴位是否准确呢？穴位按上去到底有什么感觉呢？

一般来说，按本书方法确定穴位的位置，按所示的用力方向按压后，都会有胀痛、酸痛或疼痛的感觉，尤其是当身体气血不通畅，经络阻塞，或者有某种不适、病症等情况下，相应的穴位疼痛敏感性会更高。

当无明显胀痛、酸痛或疼痛感时，可在找到的穴位点附近进行按压，仔细比较多个点的不同感觉，找到最敏感的那个点即可。

在按压穴位或进行推拿按摩时，所用力度应适中，以患者能承受为度。

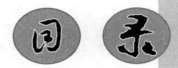

目录

第一章

强身健体治未病，延年益寿显容光

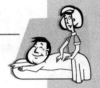

第一节　家长来把医生当，远离医院保健康——小儿疾病预防　*002*

一、孩子的饮食生活调理　*003*

二、脾胃保健——消化系统疾病的预防　*003*

三、肺保健——呼吸系统疾病的预防　*004*

四、安神保健——精神情志疾病的预防　*006*

五、眼保健——近视的预防　*008*

六、鼻保健——鼻炎的预防　*009*

第二节　自己动手家人帮，大病小痛都可防——成人疾病预防　*010*

一、还我美丽容颜——面部保健　*010*

（一）充足的睡眠　*012*

（二）正确的饮食习惯　*012*

二、保持苗条，预防肥胖——身材保健　*013*

附：增肥的经穴使用法　*016*

三、关节滑利，身手灵动——肌肉骨骼的保健　*017*

（一）颈椎病的预防　*018*

（二）腰椎病的预防　*021*

四、疏通堵塞，气血畅通——血液的保健　*024*

（一）高血压的预防　*024*

（二）高血脂的预防　*025*

（三）高血糖的预防　*026*

（四）三高症的其他综合调整　*026*

五、阴阳平衡，脏腑协调——内脏器官的保健　*028*

（一）确保指挥官的精明——大脑的保健　*028*

（二）让发动机正常运转——心脏的保健　*029*

（三）能泄洪保旱的水利工程——肺的保健　*030*

（四）拥有快乐的心境和明智的抉择——肝与胆的保健　*031*

（五）保障能承载和生长万物的土地——脾与胃的保健　*033*

（六）维护我们的生命之门——肾的保健　*034*

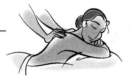

第二章

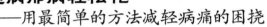

这病那病轻松化
——用最简单的方法减轻病痛的困挠

第一节　儿童常见病痛的应对⋯⋯⋯⋯⋯⋯⋯⋯ *038*

一、食积诱发病万千，儿童饮食是关键⋯⋯⋯ *038*

二、孩子厌食不吃饭，扔掉零食经穴按⋯⋯⋯ *041*

三、腹痛原因有三个，简单巧治全家乐⋯⋯⋯ *042*

四、细察大便不可少，腹泻天枢水分找⋯⋯⋯ *044*

五、喷嚏连连是信号，早知早治祛感冒⋯⋯⋯ *046*

六、遗尿问题可不小，艾灸治疗是法宝⋯⋯⋯ *051*

七、弱视原因先天找，强壮穴位不可少⋯⋯⋯ *052*

第二节　在校学生常见病痛的应对⋯⋯⋯⋯⋯ *054*

一、近视治疗贵坚持，用眼习惯要重视⋯⋯⋯ *054*

二、鼻子出血明究竟，是通是堵再决定⋯⋯⋯ *056*

三、牙痛并非不是病，巧用穴位疼痛定⋯⋯⋯ *058*

四、按手揉腿推肚腹，胃痛嘈杂均可用⋯⋯⋯ *059*

五、腹痛腹泻不用愁，看看前章不要漏⋯⋯⋯ *060*

六、手脚冰凉长冻疮，温灸保暖防冻伤⋯⋯⋯ *061*

第三节　办公室一族常见病痛的应对⋯⋯⋯⋯⋯⋯ *062*

一、久视眼涩目胀痛，闭眼按穴做运动⋯⋯⋯ *062*

二、埋头伏案拱着背，肩颈疼痛工作累⋯⋯⋯ *063*

三、久坐伤肉腰背痛，点穴做操把病送⋯⋯⋯ *065*

四、过敏鼻炎药难找，试试经穴按摩好⋯⋯⋯ *066*

五、咽痛咽痒异物感，点穴含药把病撵⋯⋯⋯ *067*

六、慢性阑尾炎腹痛，防慢转急自己控⋯⋯⋯ *068*

第四节　中青年人常见病痛的应对 ……………………………… 069

一、头痛脑胀要分类，额顶后头两侧位 ……………………… 069

二、眩晕要分虚与实，体虚肝火不同治 ……………………… 072

三、梦多易醒不得眠，数羊不如把穴点 ……………………… 073

四、耳鸣嗡嗡真难受，调肝疏胆效能奏 ……………………… 074

五、每月一次把罪受，治疗痛经提前救 ……………………… 075

六、前前后后经不调，上下左右通六道 ……………………… 076

七、或崩或漏经不停，灸灸脚趾把血宁 ……………………… 078

八、肌瘤囊肿腹中长，不用手术也能挡 ……………………… 079

九、纠正习惯治便秘，再加经穴更得力 ……………………… 080

十、受凉睡姿不正确，落枕项强自能虐 ……………………… 082

十一、手肘疼痛莫着急，点按温灸能救急 …………………… 084

十二、身体肥胖是信号，内部调理最重要 …………………… 085

十三、男子有病口难开，切莫害臊把病延 …………………… 087

十四、皮炎湿疹痒难忍，敲打温灸不留痕 …………………… 089

第五节　中老年人常见病痛的应对 ……………………………… 091

一、长期哮喘老病号，分期治疗是诀窍 ……………………… 091

二、胸胁疼痛药难找，点穴擦身早早好 ……………………… 093

三、胆囊结石或发炎，点穴敲经把病赶 ……………………… 094

四、缺钙受寒腿抽筋，扳腿掐穴止痛灵 ……………………… 094

五、老年皮肤瘙痒顽，养血祛风身体安 ……………………… 095

六、夜尿频频卧难安，温灸强肾过难关 ……………………… 095

七、老人耳鸣多肾虚，经穴治疗把病祛 ……………………… 096

八、肩臂疼痛手难抬，治疗锻炼都要全 ……………………… 097

九、膝部疼痛又无力，老化信号不稀奇 ……………………… 100

十、足跟疼痛找阿是，点压温灸来帮助 ……………………… 102

十一、中风后遗行不便，经络俞穴自己练 …………………… 102

第六节　常见突发病症应对 …………………………………… 105

一、晕车晕船不好受，提前准备解苦痛 ……………………… 105

二、突然晕倒帮呼救，平卧掐穴边等候 ……………………… 106

三、心脏有病突发作，求救寻药掐穴道 ……………………… 106

四、急性腰扭伤 …………………………………………………… 107

五、急性踝关节扭伤 ……………………………………………… 108

第三章

神秘穴位真实化
——穴位简便找寻法、穴位作用及用力方向指导

第一节　头部常用有效穴 ……… *110*

　　一、百会穴 ………………………… *110*

　　二、四神聪穴 ……………………… *111*

　　三、风池、风府穴 ………………… *111*

　　四、视区穴（线形穴） …………… *112*

　　五、安眠穴 ………………………… *113*

　　六、太阳穴 ………………………… *113*

　　七、率谷穴 ………………………… *114*

　　八、完骨穴 ………………………… *114*

　　九、攒竹穴 ………………………… *115*

　　十、睛明穴 ………………………… *115*

　　十一、承泣穴 ……………………… *116*

　　十二、印堂穴 ……………………… *116*

　　十三、人中穴 ……………………… *117*

　　十四、迎香穴 ……………………… *117*

　　十五、鼻通穴 ……………………… *118*

　　十六、四白穴 ……………………… *118*

　　十七、牵正穴 ……………………… *119*

　　十八、颊车穴 ……………………… *119*

　　十九、地仓穴 ……………………… *120*

　　二十、承浆穴 ……………………… *120*

第二节　肩颈部常用有效穴 …… *121*

　　一、廉泉穴 ………………………… *121*

　　二、天突穴 ………………………… *121*

　　三、大椎穴 ………………………… *122*

　　四、定喘穴 ………………………… *123*

　　五、百劳穴 ………………………… *123*

　　八、肩井穴 ………………………… *124*

第三节　胸腹部常用有效穴 …… *125*

　　一、膻中穴 ………………………… *125*

　　二、章门穴 ………………………… *125*

　　三、期门穴 ………………………… *126*

　　四、中脘穴 ………………………… *126*

　　五、神阙穴 ………………………… *127*

　　六、天枢穴 ………………………… *127*

　　七、水分穴 ………………………… *128*

　　八、气海穴 ………………………… *128*

　　九、关元穴 ………………………… *129*

　　十、水道穴 ………………………… *129*

　　十一、中极穴 ……………………… *130*

　　十二、子宫穴 ……………………… *130*

第四节　背腰部常用有效穴 …… *131*

　　一、背三线 ………………………… *131*

　　二、天宗穴 ………………………… *131*

　　三、风门穴 ………………………… *132*

　　四、肺俞穴 ………………………… *133*

　　五、膈俞穴 ………………………… *133*

　　六、肝俞穴 ………………………… *134*

　　七、肾俞穴 ………………………… *134*

　　八、命门穴 ………………………… *135*

　　九、腰阳关穴 ……………………… *135*

　　十、腰眼穴 ………………………… *136*

十一、八髎穴 ……………………… *136*

第五节　上肢部常用有效穴 …… *137*

一、合谷穴 …………………………… *137*

二、内关穴 …………………………… *137*

三、外关穴 …………………………… *138*

四、支沟穴 …………………………… *138*

五、列缺穴 …………………………… *139*

六、曲池穴 …………………………… *139*

七、尺泽穴 …………………………… *140*

八、神门穴 …………………………… *140*

九、后溪穴 …………………………… *141*

十、养老穴 …………………………… *141*

十一、劳宫穴 ………………………… *142*

十二、少商穴 ………………………… *142*

十三、肩髃穴 ………………………… *143*

十四、鱼际穴 ………………………… *143*

十五、落枕穴 ………………………… *144*

十六、腰痛穴 ………………………… *144*

第六节　下肢部常用有效穴 …… *145*

一、膝眼穴 …………………………… *145*

二、足三里穴 ………………………… *145*

三、阑尾穴 …………………………… *146*

四、内庭穴 …………………………… *146*

五、行间穴 …………………………… *147*

六、血海穴 …………………………… *147*

七、阴陵泉穴 ………………………… *148*

八、三阴交穴 ………………………… *148*

九、隐白穴 …………………………… *149*

十、太溪穴 …………………………… *150*

十一、照海穴 ………………………… *150*

十二、涌泉穴 ………………………… *151*

十三、太冲穴 ………………………… *151*

十四、阳陵泉穴 ……………………… *152*

十五、胆囊穴 ………………………… *152*

十六、绝骨穴（悬钟穴） …………… *153*

十七、光明穴 ………………………… *153*

十八、丰隆穴 ………………………… *154*

十九、委中穴 ………………………… *155*

第七节　小儿常用特殊有效穴 …… *155*

一、脾穴 ……………………………… *156*

二、肝穴 ……………………………… *156*

三、心穴 ……………………………… *157*

四、肺穴 ……………………………… *157*

五、肾穴 ……………………………… *157*

六、胃穴 ……………………………… *158*

七、小肠穴 …………………………… *158*

八、大肠穴 …………………………… *159*

九、小天心穴 ………………………… *159*

十、八卦穴 …………………………… *159*

十一、一窝风穴 ……………………… *160*

十二、三关穴 ………………………… *160*

十三、六腑穴 ………………………… *161*

十四、天河水穴 ……………………… *161*

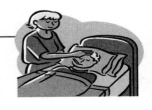

第四章

复杂方法简单化
——一学就会的防病治病法

第一节　成人简单按摩法 ·············· 164

一、点按法 ························· 164

二、摩法 ························· 164

三、掐法 ························· 165

四、揉法 ························· 165

五、捏拿法 ························· 166

六、推法 ························· 167

七、擦法 ························· 167

第二节　小儿特殊手法 ·············· 168

一、推法 ························· 168

二、小儿捏脊法 ················· 168

第三节　简单灸法 ·············· 169

一、艾条温灸法 ················· 169

二、香烟灸法 ························· 171

三、火柴头灸法 ················· 171

第四节　简单穴位刺激法 ·············· 171

一、皮肤针 ························· 171

二、锓针法 ························· 172

第五节　拔罐法 ·············· 172

一、留罐法 ························· 172

二、闪罐法 ························· 173

三、揉罐法 ························· 173

第六节　简单药物用法 ·············· 174

一、药汁熏洗法 ················· 174

二、药汁浸泡洗浴法 ················· 174

三、药物敷熨法 ················· 174

四、药物按摩法 ················· 174

五、药物佩戴法 ················· 174

六、药物含漱法 ················· 174

【第一章】强身健体治未病，延年益寿显容光

看看你的四周，总是听说，这个得糖尿病了，那个椎间盘突出了，昨天谁的亲戚又查出癌症了……而自己，好像也总是有点这儿不舒服，那儿不对劲儿了。上医院检查吧，耽误了大把的时间却什么也查不出，总不能等着病找上身了，再去治疗吧？

那么试试自己动手吧！本章教你如何提前发现疾病的先兆，如何解除不适的烦恼，活出健康的人生！

在下雨之前，就带上伞，这是防雨。

在洪水到来之前，先把堤坝筑好，这是防洪。

在敌人攻进来之前，先把围墙筑好，粮草兵器装备好，这是防敌。

在疾病还未到来之前，先行预防，这是防病，又叫治未病。

我们常常可以发现，在某种传染病流行的区域，不同的人处于相同环境，为什么有的人会被传染，而有的人却不会被传染呢？

其实，这就是中国传统医学中提到的"正气存内，邪不可干"的体现！

什么是正气？什么又是邪气？用现代医学来说，正气，就相当于抵抗力，而邪气，则相当于对人体有危害的细菌或病毒。

正气的充足与否，可以说是人体是否发生疾病的一个关键因素。当机体正气充沛，抵抗力强的时候，任何邪气都侵犯不了，这时，人们才能获得真正的健康。反过来，当正气不足或虚弱的时候，邪气就可以乘机伤害人体，形成各种疾病。

因此，治未病也包含着两层意思：

第一，是不断使自身体内的正气保持充沛，使邪气无法侵犯。

第二，则是在疾病刚刚萌芽的时候，就切断病邪的来路，使正气不会受到过多伤害，并帮助正气迅速恢复以抵抗病邪。

打预防针，只能针对有限的几种疾病，但通过合理的经穴使用法，却能够预防很多疾病。无须更多的口舌和皮肉之苦，就能起到保健身体预防疾病的作用，何乐而不为呢？

第一节　家长来把医生当，远离医院保健康
——小儿疾病预防

无论是20世纪80年代还是90年代，抑或是如今的21世纪，几乎所有的父母都知道，在孩子的成长过程中，最容易得的就是感冒，咳嗽，发烧，肺炎等呼吸系统病症和腹痛，腹泻，厌食，消化不良等消化系统病症。那么，这是为什么呢？

儿童常见疾病的发生，简单直接地体现了中医理论中，儿童"肺脏娇嫩"、"脾常不足"的生理特点。要知道，孩子从出生到成人，始终处于一个不断生长发育的阶段。无论是外在的形体还是看不见的脏腑器官都处于发展中的不完善状态。而其中最为突出的便是脾胃的消化吸收功能和肺的卫外防御功能。因此，想要自己的孩子不生病，少生病，就要做到以下两点：第一，安排合理的饮食和注意孩子的

生活习惯。

第二，父母懂得一些保健和预防的方法。

一、孩子的饮食生活调理

首先，我们把有益于孩子身心健康的饮食生活习惯编成歌诀，简单易记易理解。只要能按歌诀的要求去做，孩子一定会身体"倍儿棒"，吃饭"倍儿香"！

> 饮食宜粗不宜精，少吃多餐时辰定；
> 冬瓜萝卜蔬菜品，适量水果杂粮并；
> 饮料零食快餐进，伤脾伤胃会致病；
> 寒暑适当加减衣，宁少勿多有原因；
> 外出多带干毛巾，身热汗出隔背心；
> 玩耍锻炼要尽情，身心健康学才灵。

二、脾胃保健——消化系统疾病的预防

由于12岁以下孩子的疾病大多数与脾胃功能有关，中医认为："脾胃为后天之本，气血生化之源。"因此，在预防疾病上，也更加注重脾胃的保健。孩子的脾胃功能好了，食欲就会增加，体质也随之增强，就不会出现厌食、消化不良、呕吐、腹痛、腹泻等情况，也不会经常感冒发烧了。

按以下方法操作，便可增强孩子的脾胃运化功能。

经穴使用法

如何确定各经穴的具体位置，请参见本书第三章。

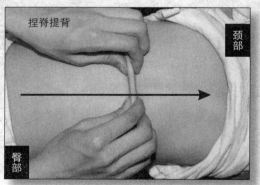

捏脊提背

颈部

臀部

图1

①捏脊提背：孩子俯卧于床，家长立或坐于床边，双手拇食指轻柔捏住孩子脊柱两旁的皮肤，由臀部向颈背部边捏边推，反复3～5次，至脊柱两旁皮肤微红（具体操作请参见第四章第二节）（图1）。

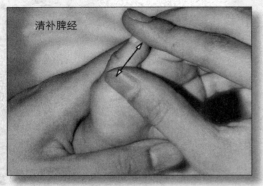

清补脾经

②轻柔用力，清补手部的脾经（图304）300～500次(图2)。

图2

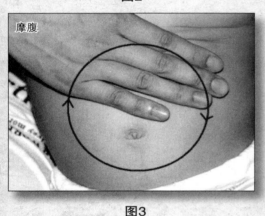

摩腹

图3

③轻柔摩腹100次(图3)。

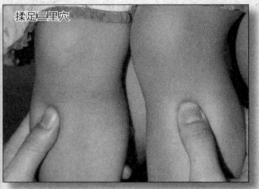

揉足三里穴

图4

④揉足三里穴（图279）100次（图4）。

作为疾病预防或病后康复，以上步骤每天一次即可。若在病中，亦有辅助药力之功。

三、肺保健——呼吸系统疾病的预防

每当天气变化，冷热失常，或汗出当风之时，孩子最易受风、寒、热等邪气的侵犯，无论是病毒还是细菌，最先受到攻击的便是孩子娇嫩的肺部。不过，如果我们平常就注意对孩子的肺部的保健，就如同事先在孩子身体上加筑了一道城墙，使外来的邪气不容易进入，或者即便进入也能迅速被孩子自身的正气给杀灭，这样，孩子就不容易患上感冒，咳嗽等呼吸系统病症了。

如何进行肺部的保健，增强抵御外邪的能力，请按以下方法操作。

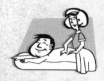 经穴使用法

如何确定各经穴的具体位置，请参见本书第三章。

①清手部的肺经（图307）、肝经（图305）各300～500次（图5，图6）。
②清补手部的脾经（图304）300～500次（图2）。
③清天河水穴（图317）300～500次（图7）。
④揉足三里穴（图279）100次（图4）。

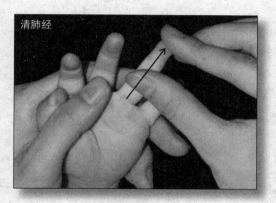

清肺经

图5

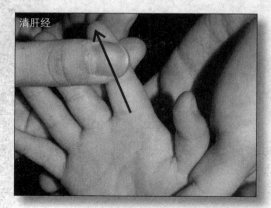

清肝经

图6

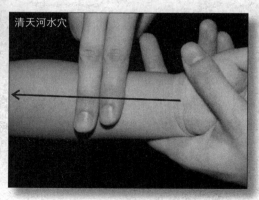

清天河水穴

图7

四、安神保健——精神情志疾病的预防

经穴使用法

（如何确定各经穴的具体位置，请参见本书第三章）

①清肝经（图305）、清天河水穴（图317）300～500次（图6，图7）。

②捣小天心穴（图312）50次（图8）。

③握住孩子两手，使其两手对搓100次（图9）。

④将孩子抱起俯在大人肩部或腿部，将食、中、无名指三指并拢，轻轻地并有节奏地从上向下拍背部背三线（图243）中第一线和第二线，从颈部到臀部反复拍2分钟（图10）。

婴儿时期，由于神经系统的发育不是很完善，外界事物或声响的刺激很容易引起孩子强烈的反应。仔细观察孩子是否会在睡眠中或玩耍时经常出现惊惕不安的表现。如果有这种情况的发生，家长就应该对孩子进行以下的安神保健法。

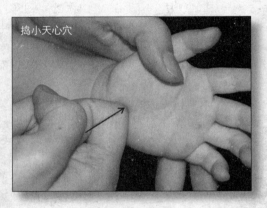

捣小天心穴

图8

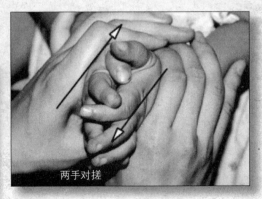

两手对搓

图9

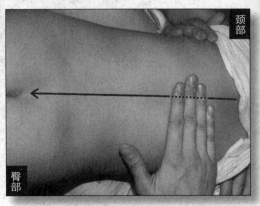

颈部

臀部

图10

当孩子从进入学校，甚至幼儿园开始，就意味着他们开始进入了一个小型社交圈。在他（她）的这个圈子里，个头、模样、学习成绩、家庭条件、受老师和同学喜爱的程度等都会对孩子的身心有一定程度的影响。

因此，除了关心孩子的身体以外，对他们的精神和情绪也应该重视，因为，从中医的角度来讲，精神情绪的异常不但可以直接引起疾病的发生，也会严重影响疾病的发展和转归。

细心的家长如果发现你的孩子突然出现了精神或情绪的异常表现，如不爱说话、闷闷不乐、脾气暴躁、胆小惊恐、狂妄自大等，千万不要把它当成孩子的正常表现，而要予以一定的语言开导和适当的穴位治疗。如何操作请见以下图示。

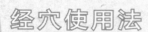

经穴使用法

如何确定各经穴的具体位置，请参见本书第三章。

①手指按揉头部的百会穴（图197）50次（图11）。五指分开从头前部沿正中线向后推30次（图12）。

②手指按揉足部的太冲穴（图295）50次（图13）。

③手指并拢，以指腹敲击背一线和背二线（图243），从上至下各5遍（图10）。

④两手互搓3分钟（图9），做扩胸运动30次。

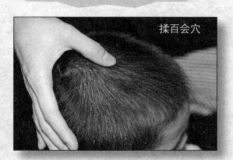

揉百会穴

图11

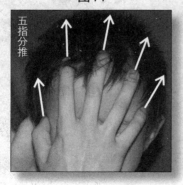

五指分推

图12

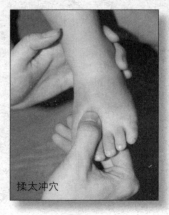

揉太冲穴

图13

五、眼保健——近视的预防

还未进入学龄的儿童，虽然看书的时间不多，但面对电视、电脑或游戏机的时间却不少。荧光的闪烁、电子辐射对孩子的眼睛和大脑都有很大的伤害，而进入学校的孩子学习压力极大，面对书本、试题、考卷的时间过长，让本该处于发育之中的眼睛过度疲劳，形成近视。

近视的治疗非常困难，但将其扼杀在摇篮中却相对容易很多，那么，为了孩子明亮的双眼，请做好以下几点。

①正确的用眼习惯和控制用眼时间：连续看书和看电视的时间不超过半小时。

②每半小时后（最多一小时后）应闭眼做眼球上下、左右运动3分钟。

③每天至少做两次眼保健操，即点揉攒竹穴（图206）、睛明穴（图207）、四白穴（图213）、太阳穴（图203）、风池穴（图200）各30次（图14）。

④按揉光明穴（图300）各50次（图15）。

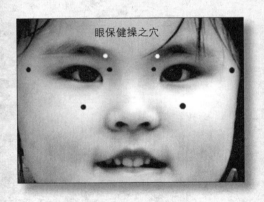

眼保健操之穴

图14

如何确定各经穴的具体位置，请参见本书第三章。

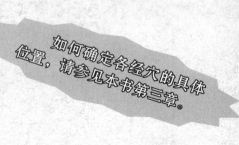

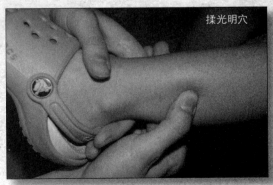

揉光明穴

图15

六、鼻保健——鼻炎的预防

　　人体要与外界进行气体交换，首先要通过的就是鼻子，而鼻子除了是呼吸的通道外，还是辨别香臭的重要器官，此外，对我们的发音也起到辅助的作用。小儿的鼻腔比较狭窄，鼻黏膜柔嫩富有血管，很容易受到病邪的侵袭，引起鼻塞或呼吸困难。

　　因此，按以下方法进行恰当的鼻部的保健，不但可以保护鼻腔，预防鼻病，还能有效地抵御外邪，预防感冒。

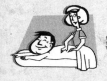

经穴使用法

如何确定各经穴的具体
位置，请参见本书第三章。

①手指点按鼻翼侧的迎香穴（图211）、鼻根两侧的鼻通穴（图212）各30次（图16，图17）。
②用两手食指指腹，擦鼻部两侧，从迎香穴向鼻通穴的方向，30次（图18）。
③开天门穴，即两手食指或中指从两眉正中垂直向上推至发际30次（图19）。
④再揉颈后部的风池穴（图200）30次（图20）。

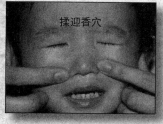

揉迎香穴

图16

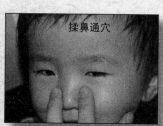

揉鼻通穴

图17

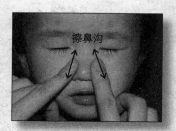

擦鼻沟

图18

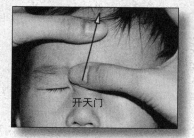

开天门

图19

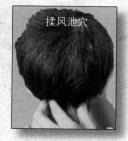

揉风池穴

图20

第二节 自己动手家人帮，大病小痛都可防
——成人疾病预防

一、还我美丽容颜——面部保健

无论是正当花季的青春少女，还是已为人妇的中年妇女，都把自己的"面子"问题当成头等大事。她们时常在化妆品、美容费上一掷千金而"毫不动容"，殊不知，黑眼圈、眼袋、色斑、痤疮、皱纹的形成，实质上并非仅仅是"表面问题"。

中医所说"五脏六腑之精气上荣于头面"，正说明了头面部是人体精气盛衰的最直接反映。如果人的精气旺盛，一定会容光焕发，神采飞扬，就像孩子的脸；相反，如果人的精气衰少，不但颜面无光，而且色斑、皱纹等便会蜂拥而来，就像迟暮之年的老人。

因此"面子问题"的关键在于身体内部的精气盛衰。那么，要如何使体内的精气保持旺盛而容光焕发呢？请按下面的方法试试吧！

答案 ＝适当的经络穴位保养 ＋ 充足的睡眠 ＋ 正确的饮食习惯

 经穴使用法

（如何确定各经穴的具体位置，请参见本书第三章）

①两手搓揉面部、眼部、额部及下颌部5分钟。

②按揉额部的印堂穴（图209）、太阳穴（图203），眼周的眼八卦穴（图21）、睛明穴（图207）、面部的四白穴（图213）、迎香穴（图211）、嘴唇两角的地仓穴（图216）各30次。

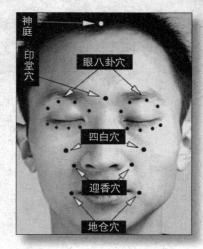

神庭
印堂穴
眼八卦穴
四白穴
迎香穴
地仓穴

图21

③用两手指从眉心向上推理额部2分钟，再从额中线向两侧推理至太阳穴（图203）2分钟（图22）。

④双手三指并拢，从两侧鼻根部沿鼻外缘向下至上唇后，再沿嘴角向后至下颌部，再向上至耳前的颧骨处，连续推理，30次（图23）。

⑤点手部的合谷穴（图258）、曲池穴（图264），腿部的血海穴（图285）、足三里穴（图279），足部的太冲穴（图295）各30次（图24～图28）。

⑥将手指并拢，轻轻拍打面部2分钟。

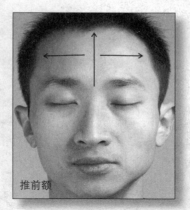

推前额

图22

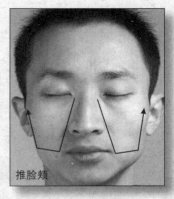

推脸颊

图23

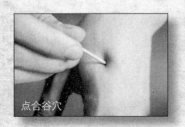

点合谷穴

图24

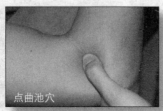

点曲池穴

图25

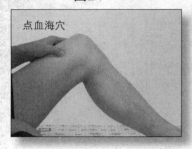

点血海穴

图26

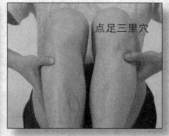

点足三里穴

图27

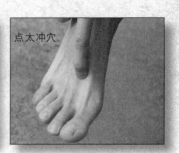

点太冲穴

图28

（一） 充足的睡眠

"睡美容觉"这个词大家一定不会陌生。睡觉为什么与美容有关呢?

因为，只有充足的睡眠才能保证劳累了一天的机体得到恢复，气血得到培补;气血充足，身体的各个脏腑器官才能正常工作，也才能产生充足的精气。如果你还要熬更守夜地辛劳工作或是喝酒应酬，那么抱歉，你的气血不但得不到补给，还要被提前消耗殆尽，出现黑眼圈、眼袋、皱纹等便不足为奇。

想要美丽吗? 那么请首先保证7小时的充足睡眠吧! 也有人说，她是属于夜猫型的，只有晚上工作才有效率。OK，没关系，只要你能一直坚持晚上活动，白天认真补足睡眠，完全和正常人的工作时间颠倒过来，那也无妨。

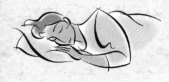

（二） 正确的饮食习惯

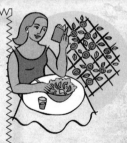

如今的生活好了，色香味俱全的各种食品常常让人垂涎三尺，尤其是那些麻辣鲜香的油煎、油炸、烧烤、火锅、干锅、串烧等。已经想动嘴了吧?

慢着! 先想想，作个选择，你是要面子还是要嘴里痛快?

长期的油腻和麻辣食物，会使人心火过旺，肝气升发过度，间接导致脾胃运化功能下降，这时，不能被分解的油脂会堆积在皮下，形成大大小小的痘痘。当你心急着把它挤出来，抚平创伤，却不知又再次给它造成新的创伤，或者不恰当地使用所谓 "深层洁面去油洗面奶" 等各式化妆品，希望能分解堆积在皮下的油脂，却不料又造成皮肤水油、酸碱的失衡，于是，痘痘便堂而皇之地在你脸上留下永久的记号!

如果你希望自己的皮肤能红润白皙，光滑细腻，一定不要吃过多辛辣食品和油炸、烧烤食品，包括薯片、薯条等零食。应该多吃冬瓜、萝卜、青菜、木耳、西红柿等多种蔬菜和苹果、橙子、西瓜等性质平和的水果。菜肴的烹制也应尽量清淡，最好不要添加诸如胡椒、八角、山奈、桂皮等香辛料，少放姜、蒜、干辣椒等调料，以保持蔬菜的原汁、原味和营养。

二、保持苗条，预防肥胖——身材保健

能长久拥有苗条动人的身材，穿上漂亮的衣裙，展现迷人的曲线，几乎是每个女性的梦想。

随着生活条件的改善，越来越多的男性和中年妇女也对自己身材的要求越来越高。但身体的臃肿并不是一夜之间形成，而是在诱人的美食前，舒适的生活中，不知不觉发生变化的。

提醒各位爱美也爱舒适生活的朋友，不要等到身材撑破苗条的衣裤，再来寻求减肥的办法。在长出"南瓜肚"、"大象腿"之前，就按照以下方法开始自我调控吧！

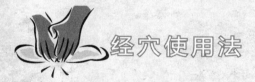

经穴使用法

（如何确定各经穴的具体位置，请参见本书第三章）

①手指点按上腹部的中脘穴（图232），脐旁的天枢穴（图234），脐下的气海穴（图236）、关元穴（图237）、中极穴（图239），各30次（图29）。

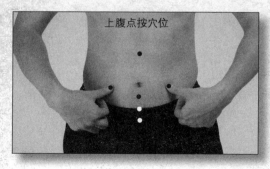

图29

②身体平卧，两手重叠，以稍重的力量旋推揉按全腹部，从左向右300次（图30）。

③身体平卧，手指自然分开，从上腹部向下腹部进行垂直推理100次（图31）。

④两手掌分别置于腹部两侧，推动松弛肥胖的腹部向中间挤压100次（图32）。

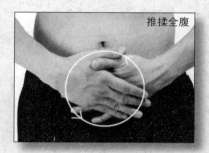

推揉全腹

图30

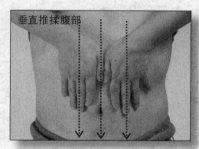

垂直推揉腹部

图31

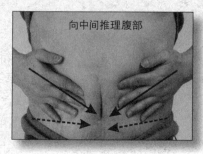

向中间推理腹部

图32

⑤点揉手部的合谷穴（图258）、曲池穴（图264）、内关穴（图33,图260），腿部的血海穴（图285）、阴陵泉穴（图34，图286）、足三里穴（图279）、丰隆穴（图35,图302），足部的太冲穴（图295）各30次。

⑥再用艾条温灸关元穴（图237）30分钟。

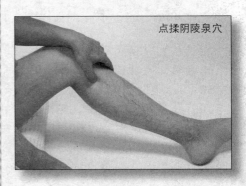

点揉阴陵泉穴

图34

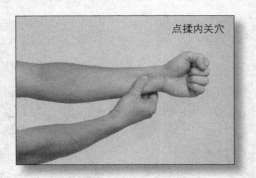

点揉内关穴

图33

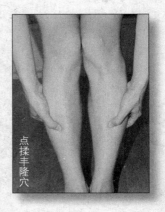

点揉丰隆穴

图35

以上步骤宜在每日饭后2小时进行。

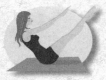

减肥的功能锻炼

①慢跑：每日慢跑30～60分钟，速度从开始的每分钟100米，逐渐提高到每分钟120米。年龄较大的，可不跑，而采取散步的形式，保证每天1小时。

②仰卧起坐：15个为一组，每次两组，每天两次。每组之间需要休息3～5分钟。

③直腿打水：坐于床边或平板上，身体微微后仰，双手帮助支撑身体，保持平衡，两腿平行悬空，做上下打水式运动，10个一组，每次三组，每天两次，每组之间需要休息3～5分钟(图36)。

④并腿上抬：坐于床边或平板上，身体微微后仰，双手帮助支撑身体，保持平衡，双腿并拢绷直，两腿同时上抬45°角。15个为一组，每次两组，每天两次。每组之间需要休息3～5分钟（图37）。

⑤下蹲：双腿并拢站立再重复缓慢下蹲到最大限度，再缓慢站起（过度肥胖者手可扶墙以保持平衡，但起身时，手不能帮助用力）。每下蹲再起立为一个，20个为一组，每次两组，每天两次。每组之间需要休息3～5分钟（图38）。

⑥踮足：双腿并拢站立，两后跟同时向上踮起，到最大限度，再缓慢复位。每踮起一次再复位为一个，30个为一组（图39）。

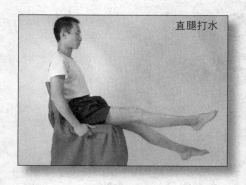

图36

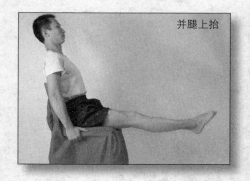

图37

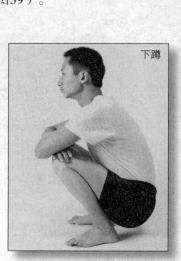

图38

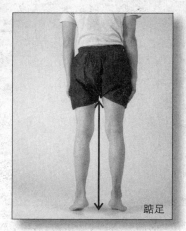

图39

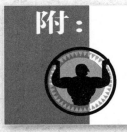

附：

增肥的经穴使用法：

在整天有人叫嚷着要减肥的同时，还有一群人也同样为自己干枯的身体而恼火。可惜，人不是面团，不能重新揉在一起再平均分开，否则，魔鬼身材就再也不是什么稀奇事了。

有人说，既然减肥要节食，想要增肥就增食呗！哪有如此简单的事，通常身体瘦弱的人，就算猛吃猛喝，也难添一两。

这到底是怎么回事儿？

其实每个人身体的高低胖瘦，都是由体内不同的密码来控制的，只要密码正确，你该多胖就多胖，该多瘦就多瘦。当然，如果由于某些因素导致这组控制密码混乱，你就会该瘦却胖，该胖却瘦。

那么，我们就来修复密码，恢复应有的健康身材吧！

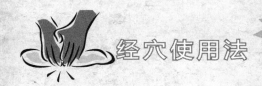

如何确定各经穴的具体位置，请参见本书第三章。

①手指点按中脘穴（图232）、内关穴（图33，图260）、足三里穴（图27，图279）、太冲穴（图28，图295）各30次。

②用艾条温灸中脘穴（图232）、足三里穴（图279）各5分钟。

③请家人帮助，推背三线（图243）各5次，由上向下（图40）。

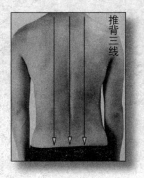

推背三线

图40

以上步骤宜在每日饭前30~40分钟进行。

三、关节滑利，身手灵动——肌肉骨骼的保健

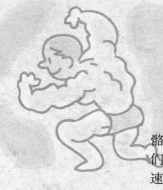

构成我们人体框架的是骨骼和肌肉，将骨骼肌肉连接成一个整体的是关节和韧带。在我们的儿童时期，骨骼肌肉以及关节韧带的生长速度很快，骨骼关节里所含的有机质，比成年人高很多，所以骨头、关节的柔韧性非常好，加上肌纤维的良好收缩性，所以，孩子的活动总是很灵活，不易受伤，就算有伤，恢复起来也很快。

可是成年人就不一样了，由于生理原因，不但骨骼关节、肌肉韧带本身的柔韧性大大降低，加上长期的工作、劳累，使某些关节、肌肉长期受累，得不到很好的放松和休息，提早进入了老化期，这就是人们经常可在X线检查结果上看到的"退行性变"的意思。

衰老这个词，是人们最不愿意听到的。可是作为人体基本结构的骨骼、关节如果提前进入衰老期，也就意味着整个人体也提前进入了衰老期。不但会出现各关节部位的疼痛不适，还会影响行走坐立，使原本步履轻盈的你，变得举手投足都像个七老八十的老人。

为了适应人的起立行走，我们的脊柱形成了四个生理弯曲，颈部和腰部的节段是向前凸出的，而胸部和骶部是向后凸出的。所以，我们才能挺胸收腹地站立（图41）。

同样为了适应人的跳跃，缓冲对脑的冲击力，在每个脊柱骨之间都有一个小小的软垫，那就是我们经常听说的"椎间盘"。

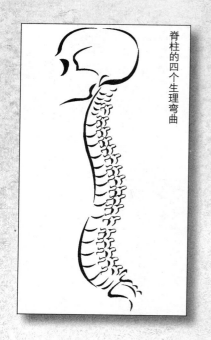

脊柱的四个生理弯曲

图41

（一） 颈椎病的预防

对于大多数长期从事伏案工作的人来说，颈肩部的疼痛已经是家常便饭了。由于长期低头抬肩，使得原本向前凸的颈曲变直甚至向后反弓，肩颈部的肌肉疲惫不堪而逐渐失去应有的弹性，变得硬结、板直，失去了对脊柱的稳定作用。于是，身体为了保证脊柱的稳固，就会主动的多多少少再长些骨头（这就是人们常说的骨刺）出来"增加接触面积"。一旦这些骨刺的位置刚好压迫到神经或血管，痛、麻、晕等症状就随之出现。这

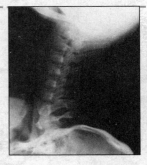

图42

就是人们常听见的"骨质增生"。同样，由于颈椎的稳定性不好，垫在其间的椎间盘也容易跑出它的地盘，压迫神经，甚至脊髓，也可引起上述的症状。这些都是我们通常所说的"颈椎病"。

既然我们知道了颈椎病的大概形成过程，那么要想预防它的发生，就不难了。

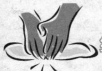 经穴使用法

（如何确定各经穴的具体位置，请参见本书第三章）

①点按颈部的风池穴（图43，图200）、颈椎棘突和两侧肌肉旁的凹陷（图44），揉按颈肩部交界处（图45）、天宗穴（图46，图244），合谷穴（图47，图258）、外关穴（图261）各30次。

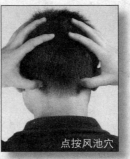

点按风池穴

图43

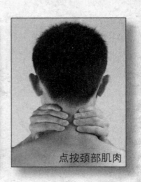

点按颈部肌肉

图44

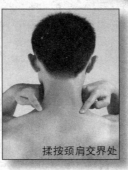

揉按颈肩交界处

图45

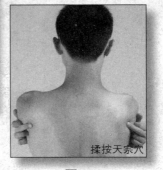

揉按天宗穴

图46

注： 肥胖或柔韧性较差，无法同时进行两侧穴位按摩者，请单侧操作或请家人、朋友帮助点按。

②用左右手掌交换捏提颈部（图48）、双手侧掌敲击颈部（图49）各2分钟。

③两手于胸前交叉，左手提捏右肩，右手提捏左肩，3分钟（图50）。

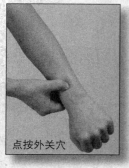

点按外关穴

图47

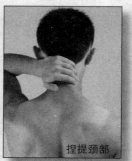

捏提颈部

图48

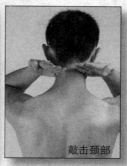

敲击颈部

图49

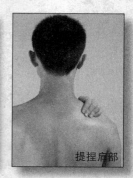

提捏肩部

图50

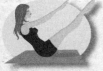

功能锻炼

由于伏案工作时身体基本处于长时间低头含胸姿势，故锻炼就应向其相反方向，以松解长时间紧张的肌肉，缓解其疲劳。

①颈部运动（图51～图54）：站位或坐位，向前缓慢的低头，尽量使下颌贴近胸部，再缓慢回到正位停顿2秒；向后缓慢仰头，尽量用后脑勺靠后背（有意识的），再缓慢回到正位停顿2秒；向左侧偏头，使左耳尽量贴近左肩（此时不可有耸肩的动作），再缓慢回到正位停顿2秒；向右侧偏头，与左偏动作要领相同；向左侧转头，使下颌尽量与左肩平行（此时下颌骨不要上抬而应下压）；向右侧转头，与向左转动作要领相同。再将以上动作全部连接起来做颈部左右环绕运动。以上8个动作全部做完为一组，每次10组，每天两次。

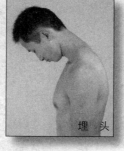

埋头

图51

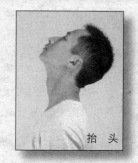

抬头

图52

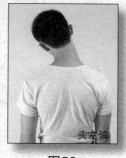

头左偏

图53

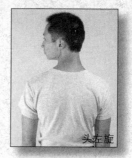

头左旋

图54

②扩胸拉肩运动：站位或坐位，两手肘屈曲向后，带动双肩向后向下用力拉伸至最大限度，停顿5秒后放松肩部。再重复进行，每次10～20个，每天两次(图55)。

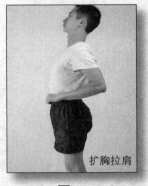

扩胸拉肩

图55

③扩胸后仰运动：坐位或立位，双手十指交叉抱于脑后，向前低头含胸内收肩部至最大限度，再将头部及上半身后仰，与此同时，两肩也向后向两侧拉伸，至最大限度后停顿3秒，再重复进行，每次10～20个，每天两次（图56）。

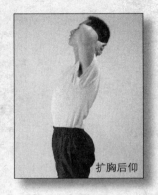

扩胸后仰

图56

④转肩运动：坐位或立位，右手扶右腰，左手扶右肩，向右后转肩（向左后转肩动作要领与右同）。右转10～20次，再换左转10～20次，为一组，每天两组（图57）。

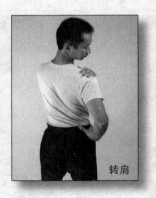

转肩

图57

⑤放松运动：坐位或立位：用手拍击肩颈部5分钟（图58）。

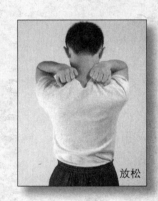

放松

图58

功能锻炼时一定要专心，不要思考其他事情。每个动作都要缓慢进行，不可太快，否则达不到应有的效果。建议长期伏案工作者，每天坚持，自有令人意想不到的良好效果！

（二）腰椎病的预防

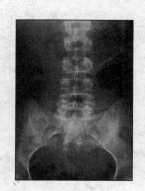

图59

腰椎病在脑力劳动者身上的发病率其实远比体力劳动者要高得多，因为他们白天在办公室坐着，晚上回家也坐着，骑车、驾车也都是坐着。长时间的坐着，会使得整个脊柱及背腰部的肌肉过度疲劳，所以他们常有腰酸背痛的感觉。出现这个现象，实际上是身体在向你发出警告，如果还不注意，那么，更严重的腰椎病就会悄悄地降临了。

"腰椎骨质增生"、"腰椎间盘突出或椎间盘突（脱）出"，已经成为耳熟能详的病名，它的形成与颈椎病的形成很相似且常并存。因此，当身体向我们发出信号，提出警告之时，就要积极地采取应对措施，通过经穴治疗和功能锻炼，消除肌肉疲劳，防止腰椎病的发生。

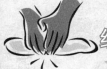

经穴使用法

如何确定各经穴的具体位置，请参见本书第三章。

①请家人帮助，用手掌大鱼际揉按背部三线，从上向下各5次（图40）。

②点按颈部的风池穴（图43，图200），并按腰部的夹脊穴（图60）、肾俞穴（图61，图250）、腰眼穴（图62，图254）、腿部的委中穴（图63，图303）各30次。

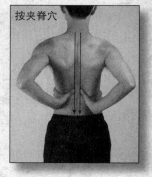

图60

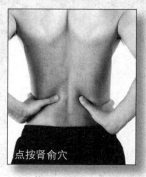

图61

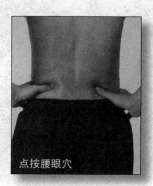

图62

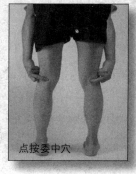

图63

夹脊穴位于脊柱两侧，从颈部到腰部每个脊椎突起下的凹陷旁约1.3厘米处。操作时仅需用双手拇指沿脊柱两侧按揉即可，不必细求每个单独的夹脊穴。

③用空心拳（图64）力度适中沿背三线（图40）叩击从上向下各3次，再从臀部沿大小腿后部的正中线向下叩击（图65）各3次。

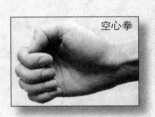

空心拳

图64

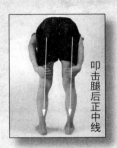

叩击腿后正中线

图65

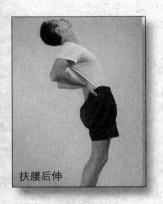

扶腰后伸

图66

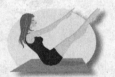

功能锻炼

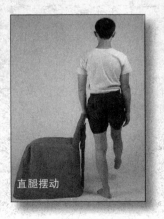

直腿摆动

图67

①扭腰摆髋：取站位，两腿分开较肩稍宽，双手叉腰拇指在前，腰部自左向前、右、后做圆周回旋动作10个；再以反方向（即从右向前、左、后做圆周动作10个），每天两次。做该动作时，两腿不要弯曲，上半身不要前倾后倒，应保持直立。回旋动作要缓慢进行，不可太快。

②扶腰后伸：站位，两腿分开与肩同宽，两手扶腰，以

腰为中心身体后抑，再还原成直立位，如此反复进行，每次10～20个，每天两次（后伸幅度根据自身情况决定，刚开始幅度不宜过大）（图66）。

③直腿摆动：取站位，手扶墙或桌椅，一腿站立，另一腿作前后摆动，10～20个，再换另一侧进行10～20个，每天两次（摆动幅度应逐渐加大）（图67）。

④俯卧背伸：俯卧于床，手扶床头，两腿并拢（膝部绷直，不能弯曲）向上抬起；或请家人固定双腿不动，两手臂向上向后伸展，带动上半身抬起。若腿部能够与上半身同时上抬为最好，若不能，则分别做上半身上抬和下半身直腿上抬。做10～20次为一组，每天早晚各一组（图68）。

⑤仰卧架桥：屈腿仰卧，两足跟尽量靠近臀部，两手扶住腰部，帮助身体离开床面，尽量向上挺起胸腹部，达最大限度后，停顿3秒，然后放下，放松身体。如此反复，10～20次为一组，每天早晚各一组（图69）。

⑥放松运动：坐位或立位：用两手叩击腰背部5分钟（图70）。

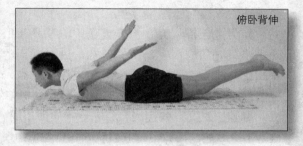

俯卧背伸

图68

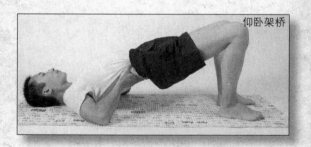

仰卧架桥

图69

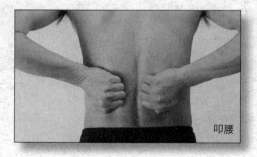

叩腰

图70

四、疏通堵塞，气血畅通——血液的保健

高血压、高血脂、高血糖，已经成为近二十年来的"流行病"，而这"三高"对于全身各个器官的损害都不小，由此引发的疾病也多种多样。其中，中风、高脂血症、糖尿病等最为常见，我们可不能坐以待病。帮助自己，帮助家人朋友，一块儿学做"血管清道夫"，把心脑血管疾病拒在千里之外！

疾病的发生，几乎都与先天体质、情绪、紧张程度、饮食等关系密切，因此要预防"三高"也需要从这几方面入手。

大多数人都认为，先天因素，似乎是我们不可逆转的，因为那是在出生以前就已经写好的遗传密码，却不知，通过后天的不断修正，将密码进行微调，就可以阻止，或至少可以延缓疾病的发生。那么，我们可以通过不同的经穴调整和精神情绪、饮食和运动的调节来达到这个目的。

尽管"三高"的症状和经穴治疗有所不同，但它们的精神、饮食、运动调理却是基本一致的，因此，将它们统一安排在高血压、高血脂、高血糖的经穴治疗之后。

（一）高血压的预防

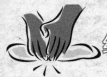 经穴使用法

（如何确定各经穴的具体位置，请参见本书第三章）

①点按头顶的百会穴30次（图71，图197）后，双手十指自然分开并微屈，从前额的发边开始，经过头顶，向后梳理至后颈部30次（图72）。

②双手的食指、中指和无名指三指并拢，用指腹从前额正中向两侧推理到太阳穴（图

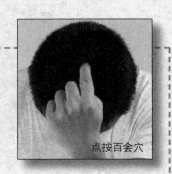

点按百会穴

图71

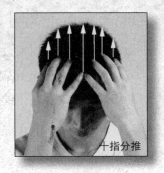

十指分推

图72

203），各推30次（图73）。

③揉按劳宫穴（图74，图271）、内关穴（图260）、合谷穴（图258）、曲池穴（图264）、足三里穴（图279）、血海穴（图285）、太冲穴（图295）、涌泉穴（图75，图293）各30次。

④两手掌重叠，贴于腹部，以脐为中心，顺时针、逆时针各按揉30次（图30）。

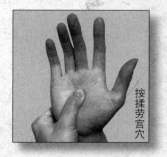

按揉劳宫穴

图74

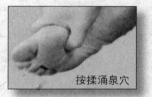

按揉涌泉穴

图75

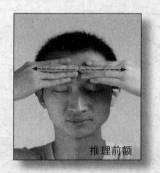

推理前额

图73

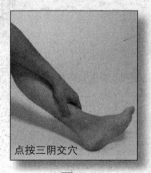

经穴使用法

（如何确定各经穴的具体位置，请参见本书第三章）

（二）高血脂的预防

①点按手部的合谷穴（图258）、内关穴（图260），腿部的足三里穴（图279）、血海穴（图285）、三阴交穴（图76，图289）、阳陵泉穴（图77，图296），腹部的中脘穴（图232）、天枢穴（图234）各30次。

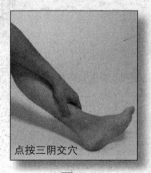

点按三阴交穴

图76

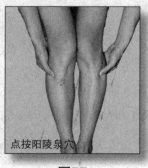

点按阳陵泉穴

图77

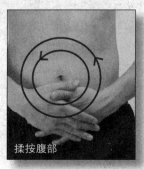

揉按腹部

图78

②两手掌重叠，贴于腹部，以脐为中心，顺时针、逆时针各按揉60次（图78）。

③两手手指并拢，斜擦胸胁部，由后上斜向前下方60次（图79）。

④握拳，以中等力度敲击腿部内侧，各30次（图80）。

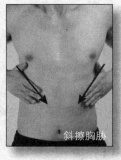
斜擦胸胁

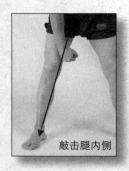
敲击腿内侧

图79　　　　　　　图80

（三）　高血糖的预防

①与预防血脂升高的经穴使用法前两个步骤相同。

②用手掌从胸骨下的凹陷向左侧横擦200次（图81）。

③两手握拳，用拳眼的平面摩擦背部（图82）3分钟，再从上向下用空心掌敲击背三线各10次（图40）。

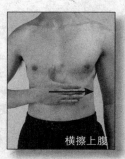
横擦上腹

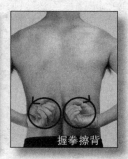
握拳擦背

图81　　　　　　　图82

（四）　三高症的其他综合调整

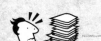

精神情绪的调整

当人处于高强度的工作或学习压力之下，持续的紧张状态会使全身的血管挛缩，如果得不到适当的休息和松弛，就可以诱发血压的升高。

因此，无论压力多大，都要学会帮助自己休息和放松，无论是听音乐、看电影、画画、喝茶、聊天、运动、旅游，只要是自己喜欢的、高兴的都可以。但是有一点需要注意，无论怎么进行放松，充足的睡眠也是需要保证的。现在有很多白领日积月累的承受着巨大的压力，白天拼命工作，晚上为了放松就狂饮、蹦迪，真正休息的时间不足四个小时，长此以往对身体有百害而无一利。

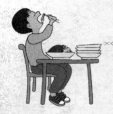

饮食调整

如果你的父母或他们的老一辈曾患有高血压，你在饮食上更要引起重视，因为，你患高血压病的可能性很可能比其他人高哦！但也别因此而过分紧张，因为，我们还是有办法进行预防的！

首先，控制食量，每顿七八分饱就可以了，菜品种类要丰富，太过单一的食物会让很多有益于身体的元素缺乏，那可是吃多少维生素片都补不上的！

第二，要尽量少吃油腻和辛辣的食物，并且饮食不可太咸，四川人喜欢的泡菜也要尽量少吃。

第三，饮茶不要过浓，泡出的茶水呈现淡淡的黄绿色即可，咖啡、果汁等饮料也要尽量少喝，要知道，喝一瓶饮料不如吃一个水果。

性质比较平和的水果，如：苹果、橙子、柚子、西红柿，适宜多种不同体质的人。烟和酒不沾当然最好，实在一下子断不掉，也要逐渐减量才好。

适当运动

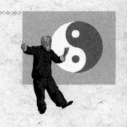

长期的坐卧，对身体并没有好处，无论是健康人还是病人，都需要适度的运动，阳气才能正常推动血液的循行。运动当然有很多种，对于年轻人来说，各种运动都可以，但要注意控制运动量。每个人的身体情况不同，因此，运动量的控制要由自己来决定。一般来说，只要锻炼以后感觉神清气爽、不疲乏，就说明运动量正好；如果运动以后感觉很累，就说明运动量过大，下次需要减少。这样，每个人都可以找到适合自己的运动量。

上了年纪的人，不能进行过于激烈的运动，散步、太极拳、保健操、八段锦等运动就比较适合，运动量的控制，和上面讲过的一样。只需要记住，不在于锻炼多少，而在于动了舒服！

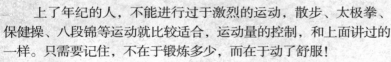

以上"三高"的预防，综合在一起，其实也是心脑血管疾病的预防！只要认真地按上面的要求坚持去做，就能够保证全身气血畅通、血管不瘀不塞。

五、阴阳平衡，脏腑协调——内脏器官的保健

（一）确保指挥官的精明——大脑的保健

作为人体"指挥官"的大脑，虽然只占人体体重的2%，但对氧气的消耗量却达全身耗氧量的25%，一天之内流经大脑的血液为2 000升。2 000升是什么概念，最大瓶的可乐也才2.5升，得多少瓶可乐才有2 000升呀？

尽管计算机的运算速度比大脑快，可无论如何，计算机却是人类大脑的产物。大脑拥有着语言、分析、逻辑、推理、音乐、绘画、空间几何、想象等综合功能，也有着记忆力、观察力、理解力、推理力、想象力、创造力、注意力、思考力、洞察力、内省力这10种思维智能。正因为其有如此强大而复杂的能力，所以对氧气和血液的需求才那样巨大。

也就是说，只有氧气和血液充沛，人的大脑才有正常运转的前提。而工作压力大、精神紧张、情绪不安等各种因素都会直接影响血液和氧气的分配和消耗，使大脑的供氧减少，影响正常的思维和各种功能。

要想使我们的"指挥官"永远保持清醒和精明，并不是件难事，按照下面的方法每天动动手就可以了。

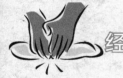

经穴使用法

如何确定各经穴的具体位置，请参见本书第三章。

①点按头部的百会穴（图197）、四神聪穴（图83，图198）、太阳穴（图84，图203）、风池穴（图41，图200），各30次。

②双手十指自然分开并微屈，从前额的发边开始，经过头顶，向后梳理至后颈部30次（图72）。

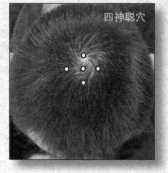

四神聪穴

图83

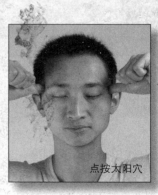

点按太阳穴

图84

③双手的食指、中指和无名指三指并拢，用指腹从前额正中向两侧推到太阳穴，各推30次（图73）。

④手指自然分开，用指腹从前向后敲击头部50次（图85）。

⑤四指并拢，从上向下捏拿颈部肌肉和肩部肌肉3分钟（图48，图50）。

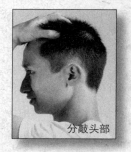

分敲头部

图85

（二）让发动机正常运转——心脏的保健

不管机器有多先进，有多高级，没有了提供动力的发动机，也只是一堆没用的废物。构造精良的人体同样如此，如果心脏不再跳动，人就不再是活人，而是死人。或者它在继续跳动，却不能执行正常的功能，也同样不能成为正常人，过正常的生活。那么，好好爱护它吧！

①点按手部的内关穴（图260）、神门穴（图86，图266）、劳宫穴（图271），胸部的膻中穴（图87,图229）和足部的涌泉穴（图293）各30次。

②用手掌的大鱼际沿胸部正中的胸骨，从上向下推30次（图88）。

③将手心翻转向上，从上臂向中指方向轻轻拍打手臂内侧（心包经），两手各30次（图89）。

④两手重叠，在左侧胸部按顺时针做轻柔抚摩100次（图90）。

⑤每晚洗个热水脚，既养心来又安神。

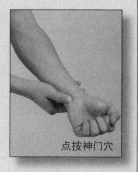

点按神门穴

图86

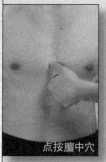

点按膻中穴

图87

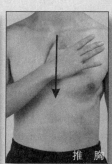

推 胸

图88

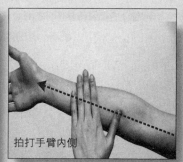

拍打手臂内侧

图89

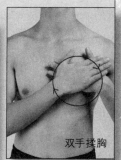

双手揉胸

图90

如果你的睡眠不太好，或者常常容易出汗，或者常有心神不宁的感觉，又或者觉得自己对什么都没兴趣，那么，试试上面的方法吧！

（三）能泄洪保旱的水利工程
——肺的保健

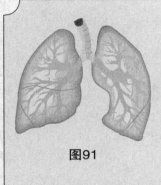

图91

我们的肺，除了众所周知的吸入清气，呼出浊气的呼吸功能外，还承担着重要的水循环治理工作。有着"水之上源"之称的肺，对整个身体里水液、津液的分配和调动起着举足轻重的作用，相当于是四川的都江堰水利工程，保证了我们的身体既无洪水泛滥之忧，也无缺水干旱之苦。因此，肺的功能正常与否就显得至关重要了。除了避免吸烟等对肺直接产生伤害的不良习惯，我们也应该主动地加强肺的保健，以确保其重要功能的正常运行。

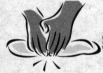

经穴使用法

（如何确定各经穴的具体位置，请参见本书第三章）

①按揉两手的鱼际穴（图92，图274）2分钟，再点按手部的列缺穴（图93，图263）、尺泽穴（图94，图265）、曲池穴（图264）、合谷穴图（258），胸部的膻中穴（图229）各30次。

②用手掌的大鱼际揉胸部两侧，肩前下部的凹陷3分钟（图95）。

③将手臂侧翻，拇指向上，另一手掌夹捏住手臂，由肩向手指方向梳理肺经，两侧各20次（图96）。

④两手重叠，在两侧胸部作顺时针轻柔抚摩100次（图90）。

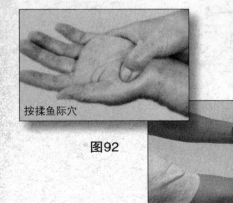

按揉鱼际穴

图92

按揉列缺穴

图93

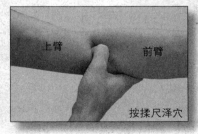

上臂　　前臂

按揉尺泽穴

图94

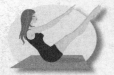

功能锻炼

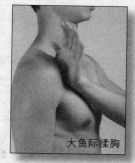

大鱼际揉胸

图95

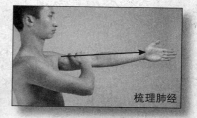

梳理肺经

图96

①每日做含胸、扩胸运动15～20次。

②深呼吸60次。

③适当的体育运动，每周1～2次。

（四）拥有快乐的心境和明智的抉择
——肝与胆的保健

　　肝胆就像一对兄弟，不但住在一块儿，也有着相似的功能，两个相互帮助，相互协调。做哥哥的肝脏，生产胆汁，存储血液，疏通气机，担当谋虑之任；做弟弟的胆囊，贮藏胆汁，排泄胆汁，承担当机立断的决断功能。

　　如果两兄弟精力充沛，功能正常，则身体气机通畅，血液调和。一个能深谋远虑，一个可当机立断，则为人处世便游刃有余，心境自然明朗，抉择自然明智。

　　为确保两兄弟的健康，请按以下方法进行保健，除了使用经穴外，可不要忽略后面的功能锻炼哦！

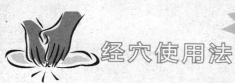

经穴使用法

如何确定各经穴的具体位置，请参见本书第三章。

　　①点按腿部的血海穴（图285）、阳陵泉穴（图296），太冲穴（图295）各50次。

　　②两手十指分开，顺肋骨间隙，从后向前推30次（图169）。

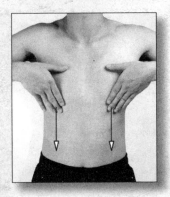

图97

③ 手指并拢，从乳房根部垂直向下梳理30次（图97）。

④ 用空心拳从上向下敲击大小腿外侧至足背，各30次。

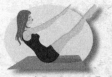

功能锻炼

①站立位，做深呼吸20次。

② 两手十指交叉抱于头部，下蹲的同时做含胸抱头动作（图98），再缓慢起身，身体向后伸展同时，抱头的两肩及两手向后外方展开，呈后伸扩胸动作（图56），10次。

③两手手指自然分开，从头前部向后梳理20次（图72）。

④除了上述的保健方法，我们还应学会通过不同方式，缓解自我压力，调节紧张情绪，避免饮酒、熬夜等不良习惯，才能更好地保证肝胆功能的正常。

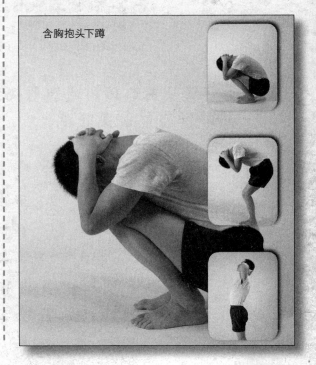

含胸抱头下蹲

此处的肝功能是指肝胆的生理作用，与西医学化验检测的肝功能所指不同。

（五）保障能承载和生长万物的土地——脾与胃的保健

　　土地是孕育生命的基础，没有这个基础，植物不能存活，没有植物，动物和人类也不能存活。而人体的脾胃，就承担着如同土地一样，承载和生长万物的功能。我们常说"先天不足，可以后天来补"，脾与胃就是人类的后天，如果没有脾胃这个后天来源源不断的补给，再强、再充足的先天，也会被消耗殆尽。因而，脾胃的重要性不言而喻。

　　若希望脾胃的运化功能良好，将食入的营养成分充分吸收，保证后天充足的补给，请按以下方法进行保健。

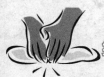

经穴使用法

（如何确定各经穴的具体位置，请参见本书第三章）

　　①揉按双侧足三里穴（图279）、三阴交穴（图289）、血海穴（图285）、合谷穴（图258）各30次。

　　②用单手大鱼际从胸口向肚脐进行直线推30次（图99）。

　　③两手重叠，在上腹部作顺时针揉或按摩100次（图100）。

　　④双手握拳，用拳眼的平面摩擦背部30次（图82）。

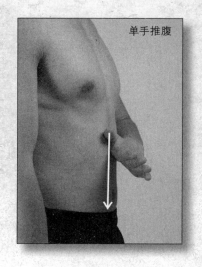

单手推腹

图99

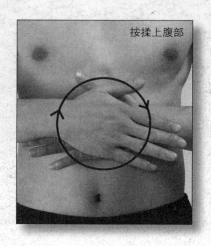

按揉上腹部

图100

（六）维护我们的生命之门——肾的保健

中医把肾叫作是生命之门，就是认为肾是生命之根本。为什么这样说呢？想想孩子是怎么来的，就知道了。新生命的形成必须要依赖父亲的精子和母亲的卵子的结合。那么，精子和卵子又从哪里来呢？

无论男女，在性成熟之前，即使已具备精囊或卵巢，也同样不能射精和排卵，唯有性成熟之后，才有生育能力，而性成熟的物质基础，就是肾中所藏之精气的充盈。

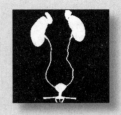

图101

而肾，除了藏精这一主导人的生长、发育、生殖、衰老的重要职能外，还同时管理着人的呼吸、泌尿、内分泌、神经系统功能及其自主神经的部分功能。

身兼如此重任的肾，的确是应该得到重视的，在未发生疾病之前，请按以下方法进行认真正确的保健。

如何确定各经穴的具体位置，请参见本书第三章。

经穴使用法

①揉按双侧太溪穴（图291）、涌泉穴（图293）、每日各1～2次（图102），每次每穴3分钟。

②搓揉足心和敲击足后跟（图103，图104），每日各1～2次，每次5分钟。

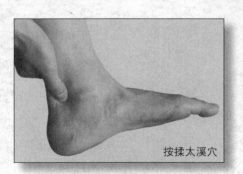

按揉太溪穴

图102

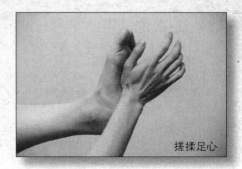

搓搓足心

图103

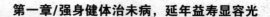

③双手掌伸直，用手掌面或握空心拳（图64），摩擦或轻敲腰背骶部（图156，图106），每日各1~2次，每次各2分钟。

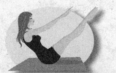

功能锻炼

①每日叩齿100次（即上下牙相互咬合叩击）。

②双手十指自然分开，从前向后作梳头动作30次（图72）。

③站立位，两足并拢跷起足尖后，使足后跟向下触地，利用足对地面的冲击力和地面的反作用力叩击足后跟60次。力量不可过大，速度和力度宜感觉舒服为度（图105）。

④双手握拳，轻轻叩击肾俞穴30次（图106）。

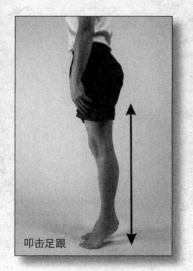

敲击足后跟

图104

叩击足跟

图105

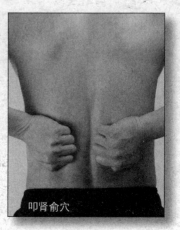

叩肾俞穴

图106

【第二章】
这病那病轻松化
——用最简单的方法减轻病痛的困扰

总觉得忙碌吧?

总感觉时间不够用吧?

怕进医院吧?

不舒服了总是一拖再拖吧?

有什么简单的方法可以自己解决身体小小的不适呢?

翻翻本章吧,只需要照着做,

就能解决自己和家人的病痛,

何乐而不为呢?

第一节　儿童常见病痛的应对

一、食积诱发病万千，儿童饮食是关键

随着生活水平的提高，市面上的食品也越来越丰富。年轻的父母不懂喂养，孩子也不能自我控制和调节，再加上老一辈的溺爱，各种小吃、零食、水果常常不断，就怕孩子营养不够，却不知孩子的生理特点是脏腑娇嫩，脾胃运化功能不足。过多而杂乱的饮食，会让孩子无法消化吸收，而积食在内，长久以往就会导致脾胃功能更弱，甚至损伤。

如此形成恶性循环，不但会使摄入的食物无法消化而停滞在内，发生食积、腹痛、腹泻、厌食等消化道本身的疾病，还会因其不能将饮食转化为营养，以供给其他脏腑正常发育所需，使得原本娇嫩的脏腑更加脆弱，而不能抵抗外来的邪气，诱发感冒、咳嗽，发烧等呼吸道疾病和肥胖、瘦小等其他疾病。因此，食积问题几乎成了儿童大多数疾病发生的基础。阻断积食这一关键环节，就会减少儿童疾病的发生。

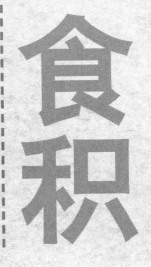

正确判断孩子是否有积食并进行积食的治疗便成为重中之重。

3岁以上的儿童基本能够表述自己的不舒服，而婴儿时期的孩子却不可能用语言表达自己的难受，但细心的家长却完全可以从孩子的身体语言或者饮食排泄情况来了解孩子的身体状况。下面的这首歌诀中就包含了婴幼儿时期孩子积食后有可能出现的一些症状。

> 口水滴答眼泛蓝，舌头伸出口外玩，
> 乳食吃过吐一点，大便夹有小白块，
> 挺肚拒摸哇哇叫，半夜三更不睡觉，
> 头颈汗出易惊闹，父母警惕病来到。

如果孩子有了以上一条或几条食积的表现，那么，家长们该怎么做呢？

很简单，下面的歌诀就包含了所有的治法（主要针对3岁以下小儿）。

> 家长做个吝啬鬼，克扣饮食莫贪嘴，
> 蛋黄禽肉莫要追，米汤稀粥最为贵，
> 再推手指捏捏背，摸肚理腹揉揉腿，
> 三里八卦板门推，食积腹胀全消退。

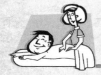

经穴使用法

如何确定各经穴的具体位置，请参见本书第三章。

①歌诀中的推手指，是指清补孩子手部的脾经（图2，图304）和清手部的胃经（图107，图309），清补大肠经（图108，图311）、小肠经（图109，图310）。推的时候要有节奏，不能太用力，而且次数一定要推够，每个经穴不能少

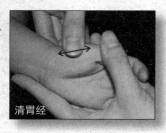

清胃经

图107

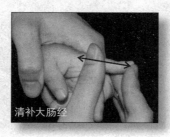

清补大肠经

图108

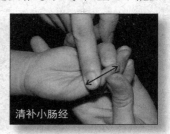

清补小肠经

图109

于500次。

②捏脊，即是指小儿的捏脊提背法（积食较重的孩子在捏脊提背时可以听见清脆的响声）（图1）。具体操作请见第四章第二节小儿捏脊法（图334，图335）。

③摸肚理腹的两个动作一个是从孩子胸口向小腹作垂直的下推（图110），一个是从孩子右侧小腹向上，向左再向下的旋转抚摸（图3）。每个方法做30次。

④揉按左右两腿部的足三里穴（图4，图279）各60次，推运手掌部的八卦穴（图111，图313）不少于300次，再揉位于手掌大鱼际正中的板门穴（图112）不少于300次。

如果孩子年龄小于3岁，可以从以上的经穴中选择4～5个进行治疗，每日1～2次，如果孩子年龄大于3岁，最好将以上的步骤全部做完，每日2次。

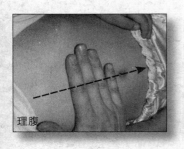
理腹

图110

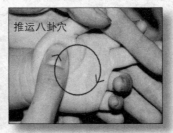
推运八卦穴

图111

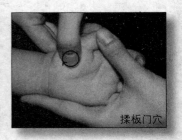
揉板门穴

图112

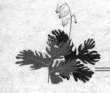

经穴药敷法

可用焦山楂20克，白萝卜片250克加少量水煎15分钟后，用布包好，热敷肚脐（神阙穴）每次半小时，药凉之后可加温再敷。

经过上述的治疗，孩子可能会泄下一些糟便，这说明停积于胃肠的积食得到一定的清泄和消除，为了巩固效果，还需要将步骤①和④再坚持做一周，这样孩子的脾胃功能就能得到较好的恢复和调整，减少其他疾病发生的几率（孩子的合理饮食安排请参见第一章第一节）。

二、孩子厌食不吃饭，扔掉零食经穴按

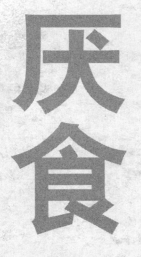

厌食

如果没有明显的积食的症状，治疗可以按上一节进行，如果孩子是由积食引起的厌食，那么，调整孩子的饮食结构和治疗就要双管齐下了（饮食结构的调理请参见第一章第一节）。

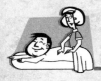

经穴使用法

如何确定各经穴的具体位置，请参见本书第三章。

①清补脾经（图2，图304）、清胃经（图107，图309）、推运手八卦（图111，图313）各500次，摩腹（图3）100次，每日1～2次。

②用艾条温灸中脘穴（图232）、足三里穴（图279），每穴各5分钟。每日1次。

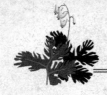

经穴药敷法

①购买市场有售的健脾膏片，取5～8片打碎成粉，用蜂蜜调成糊填塞于肚脐（神阙穴）（图233）中，外用胶布固定。

②糯米500克炒热，用布包好，热敷、热熨腹部中脘穴（图232）、神阙穴（图233）周围，每次半小时，凉后加温再敷。

三、腹痛原因有三个，简单巧治全家乐

1

食积腹痛

积食引起的腹痛，部位通常在肚脐之上，触摸起来有些硬硬的，孩子还常有口味酸臭或臭屁连连的情况。它的治疗请按第一部分积食的方法进行。

虫积腹痛

通常，由寄生虫引起的腹痛，疼痛部位多在肚脐周围，而且还常常伴有夜间磨牙，多食易饥，但形体瘦弱等表现。

治疗虫积引起的腹痛，在疼痛时和不痛时都要进行治疗，才能得到根治。在疼痛时，最重要的是使腹部温暖，按摩腹部的手法一定要轻，千万不能太重，否则会使孩子的疼痛加重。当疼痛不发作时，则要用健运脾胃的经穴治疗和药物内服相配合才能将虫成功祛除，如果孩子脾胃功能差，哪怕吃很多打虫药，也难以将体内的寄生虫排出。

腹痛 2

疼痛发作时

经穴使用法

（如何确定各经穴的具体位置，请参见本书第三章）

①用很轻的力道顺时针摩腹500次（图3）。

②将大蒜切成2毫米厚的片，在蒜片上用针扎5～7个小孔，放置于肚脐神阙穴（图233）上，用艾条温灸10分钟，再温灸关元穴（图237）10分钟。

③揉按一窝风穴（图113，图314）500次。

④揉百虫窝穴（图114）500次。小儿的百虫窝穴位于血海穴（图285）上1厘米处。

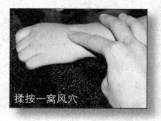

揉按一窝风穴

图113

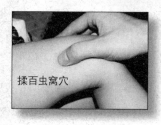

揉百虫窝穴

图114

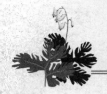

经穴药敷法

将使君子20克，细辛3克，乌梅10克，制香附10克四味药打成细末，用醋调药丸，填入肚脐（神阙穴，图233），再用炒热的麦麸熨肚腹10~15分钟。

疼痛未发时

①清补脾经（图2，图304）、清补小肠经（图109，图310），推运八卦（图111，图313），各500次，揉按足三里穴（图4，图279）30次。

②艾条温灸神阙穴（图233）、气海穴（图236）、关元穴（图237），每穴各5分钟，每日1次。

经穴使用法

（如何确定各经穴的具体位置，请参见本书第三章）

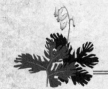

经穴药敷法

将使君子打成细末，用醋调成稠糊状填入肚脐（神阙穴，图233），再用胶布固定。贴6小时后，休息12小时，再贴。

内服的驱虫药，请在医生指导下使用。

腹痛（胃痛）

3

孩子摄入过凉的饮料和食品，或者睡眠时肚腹未注意遮盖，都会导致胃部或腹部受凉而诱发疼痛。摸摸孩子的腹部会常常感觉温度较正常的低，孩子喜欢家长用手按揉或用热东西烘烤。

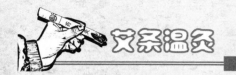

艾条温灸

（如何确定各经穴的具体位置，请参见本书第三章，灸法操作请参见本书第四章第三节。）

此时主要采用艾条温灸的方法进行治疗。

①将生姜切成3毫米厚的薄片，姜片上用针扎5~7个小孔，将姜片放置于中脘穴（图232）、神阙穴（图233）、气海穴（图236）、关元穴（图237），用艾条温和灸，每穴灸10分钟。

②艾条温和灸足三里穴（图279），左右各5分钟。

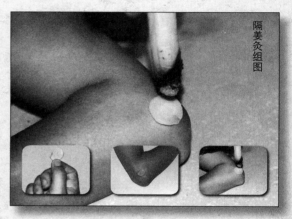

隔姜灸组图

图115

四、细察大便不可少，腹泻天枢水分找

拉肚子就吃止泻药，这种做法对不对？

腹泻

腹泻和呕吐、咳嗽一样，都是一种自我保护性的功能，如果不分情况就一味地止泻反而对身体有所损害。大多数情况下，腹泻分四种类型（详见后述），但无论哪一种类型，都可以在一组基础经穴治疗上进行加减配合。

选择肚脐中央的神阙穴（图233）、脐两旁的天枢穴（图234）、脐上部的水分穴（图235），用按揉或艾条温灸方式刺激穴位。

食积腹泻

孩子的大便中或夹有乳凝块，或有不消化食物，酸臭或腥臭味大，通常还伴有腹胀、呕吐或口臭。这时的治疗则按照治疗食积方法再配合上述基础经穴治疗（食积治疗方法请参见前述）。

寒性腹泻

如果孩子是因为受了凉或吃了过多冰冷食物引起的，通常大便清稀，夹有泡沫，臭味不重，腹部摸上去温度较低。这种腹泻类型的治疗，与前面讲过的寒性腹痛治疗方法相同，只需再配合上述基础经穴，在穴位上放置姜片再用艾条温灸更好。每穴5分钟，每日1次。

湿热或暑热腹泻

大便通常呈水样，或如蛋花样，泻下很急，常常刚解完又想解，气味秽臭，有时还伴有肛门红热。

这种类型的腹泻除了用上述基础的经穴治疗外（经穴均用按揉刺激，每穴按揉30次，不用灸法），还可配合背部从肝俞穴向下连续三罐（罐口直径为3~4厘米）的火罐治疗，留罐时间5分钟（罐法用于6岁以上小儿）。每日一次。如果能适当内服一些中成药，如藿香正气散、葛根芩连丸，疗效会更好（火罐操作法请见本书第四章第五节）。

慢性虚性腹泻

腹泻时间长，大便清稀，色淡不臭，孩子体弱多病。

此种腹泻需要较长时期的治疗，除了每日灸上述基础穴外，还应在腿部足三里穴（图279）、阴陵泉穴（图286）、三阴穴（图289）各个穴位上放置穿有小孔的姜片后再进行灸治，每穴各5分钟，每日2次（灸法具体操作请见本书第四章第三节）。婴幼儿还可加清补脾经（图2，图304）、清胃经（图107，图309）、推运八卦穴（图111，图313）。

假如经以上治疗，孩子的情况未见好转，或有加重趋势，每日的腹泻次数在10次以上，并且出现唇干，精神萎靡等情况，最好及时到医院就诊，以免孩子因脱水，造成对身体更大的伤害。

不明原因的严重腹泻，请尽快到医院就治。

五、喷嚏连连是信号，早知早治祛感冒

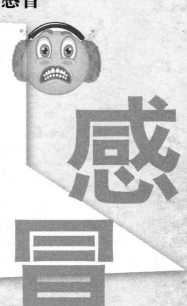

当孩子离开妈妈温暖的腹部，就如同小树苗离开了挡风避雨的温室，稚嫩的肌肤和尚未健全的脏腑时时会受到诸如天气、环境等各方面因素的影响。于是感冒便常常不期而至。

在西医学中，引起感冒的原因一方面是病毒，另一方面则是细菌。而经过临床多方面的研究，儿童的感冒有80%以上是非细菌感染所致的，因此，胡乱给孩子用抗生素（抗菌素）是应严厉禁止的。

那么，孩子出现类似感冒的症状以后，我们该怎么办呢？如果孩子只是出现了比较轻微的症状，那么，一些简单的经络疏导和穴位的刺激就能够很好帮助孩子脱离感冒的困扰了。

1. 喷嚏、流涕和鼻塞

如果孩子突然喷嚏不断，随即鼻涕开始外流不止或者鼻塞，那么，身体是在提醒你，有风邪入侵了。此时，入侵的邪气还处于很表浅的位置，如果我们采用适当的方式，孩子不需要服药便可以痊愈。

既然是风邪入侵，便可"以风治风"，运用头颈后部的风池穴、风府穴以及背上部的风门穴将入侵的风邪赶出体外。只需简单的几步，便可收到明显的效果，何不根据后面的介绍动手试试呢？

经穴使用法

（如何确定各经穴的具体位置，
请参见本书第三章）

（1）幼儿经穴使用法

①清肺经（图307）（从指根向指
尖方向推）、清肝经（图305）（从指
根向指尖方向推）各300～500次（图
5，图6）。

② 清六腑穴（图316）（从肘推向
腕）300～500次（图116）。

③如有咳嗽则加推八卦穴（图313）
300～500次（图111）。

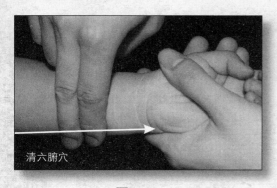
清六腑穴

图116

（2）儿童经穴使用法

①家长可用一手扶住孩子的前
额，另一手的拇指和食指同时置于风
池穴（图20，图200），先揉按15～20
下，再作对向的挤压20～30次，让孩子
有酸胀的感觉或是微微出汗最好。

②然后，以同样的方法按揉风府
穴（图117，图200）。

③让孩子趴在桌上，家长立于孩
子身后，用两手拇指分别置于左右两侧

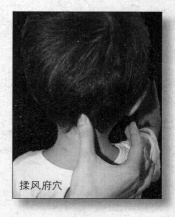
揉风府穴

图117

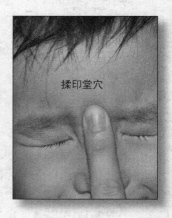
揉印堂穴

图118

的风门穴（图246）， 点揉49次，
再用艾条温灸两侧风门穴（图
246）各10分钟。

如果流涕或鼻塞较严重，
就需加用宣肺、开窍的另一组穴
位：

①用手指或圆珠笔的笔尾
部或其他钝圆形物件按压合谷穴
（图24，图258），力量由轻到
重，每只手的穴位点按30次。

②用手拇指揉按印堂穴（图
118，图209）30次。

③家长可用一手扶住孩子的后头部，另一手的食中二指同时揉按迎香穴（图16，图211）50次，鼻通穴（图17，图212）50次。在揉按穴位时，以孩子感到酸胀为度。按摩后也可用艾条对上述经穴进行温灸，每穴各5分钟。

采摘或去中药店购买一些药物，如薄荷、苏叶、藿香各15克，加葱两根，入锅同煎，煮沸后5分钟即关火（煮沸时间不可过长）。将药汁倒入杯中或碗中，置于孩子面前，用其热气来熏蒸鼻孔。此方法在上述穴位按摩之后进行，效果更佳。

经穴药蒸法

2. 头痛

由感冒引起的头痛，通常发生在头后部，但有时，孩子不能明确说出头的什么部位疼痛。此时，千万不要随便服用止痛药，只需要按照下面的方法，动动家长的几根手指头，就可以很好缓解孩子头部的疼痛或不舒服感。

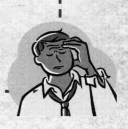

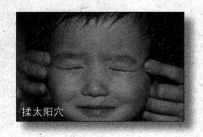

揉太阳穴

图119

①按揉脑后部的风池穴（图20，图200）和风府穴（图117，图200）。

②按揉头部的印堂穴（图118，图209）、太阳穴（图119，图203）、耳尖上部的率谷穴（图120）、头顶部的百会穴和四神聪穴，每穴各30次（图121，图197，图198）。

③家长立于孩子身侧，一手托住孩子头后

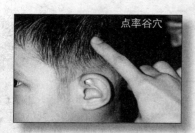

图120

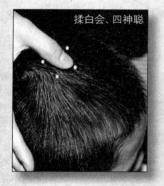

图121

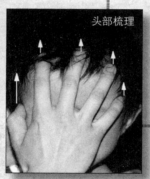

图122

部，另一手五指分开，中指置于头正中线上，拇指和小指分别放于两侧太阳穴，用手指指腹沿5条经络向后疏理，直至脑后的风池、风府穴（图200），重复10~20次。疏理过程中，五根手指要向头皮稍加压力（图122）。

④点按双手的曲池穴（图25，图264）、合谷穴（图24，图258）各30次。

经过上面的治疗，头痛通常能得到很好的缓解。但家长在操作时，孩子的眼睛最好能闭上，按摩完后如能小睡半小时，则效果更好。

如果是由于感冒发烧引起的头痛，就需要再加做一些退热的经穴治疗。其操作方法见下段。

3. 发烧

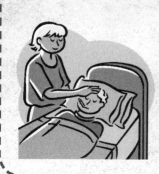

如果孩子体温开始升高，说明此时病邪的入侵已经引起了人体自身防御系统的反应，家长不必过于惊慌。当体温没有超过39℃时，更不要急于用药退热。因为，发热是身体的一种正常的防御性反应，既有利于歼灭入侵的病邪，又有利于孩子的正常生长发育。

恰当地运用经穴治疗，仍然可以起到很好的退烧效果。请根据以下方法按不同年龄进行治疗。

经穴使用法

如何确定各经穴的具体位置，请参见本书第三章。

（1）幼儿经穴使用法（3岁以下）

①清肺经（图307）、清肝经（图305）各500次（图5，图6）。

②清天河水穴（图317）1000次（图7）。

③推运八卦穴（图111，图313）、清六腑穴（图116，图316）各500次，大便干结加清补大肠经（图108，图311）500次。

④若体温高于39℃，加捏提大椎穴（图223）100次。

（2）儿童经穴使用法（3~12岁）

①用钝圆的小棍或笔尾部点按或用皮肤针叩刺双侧手肘部的曲池穴（图25，图264）。

②用手指掐按或牙签刺激或用皮肤针叩刺颈后部的大椎穴（图223）后再拔罐。

③用钝圆的小棍或笔尾部点按腿部的足三里穴（图27，图279）和足背部的太冲穴（图28，图295）。

（3）经穴洗浴法

将中药柴胡、荆芥、紫苏、青蒿、板蓝根、大青叶、麻黄、桂枝各30克，寒水石250克加入热水2000~3000毫升，煮沸5分钟后去渣，将药汁倒入盆中，对入适当冷水，使温度适合洗浴，将孩子放入盆中，用小毛巾蘸药水沿背三线（图243）从上至下擦洗三遍，再从咽喉部向下至小腹部擦洗三遍，再洗四肢内侧面，方向由胸到手，由腹到足，各三遍。在洗浴过程中注意控制室内温度和水温，避免孩子再次感冒。

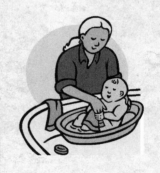

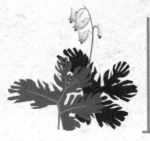

（4）经穴药敷法

在中药房购买生栀子30克，打成细粉，用少量60度左右的白酒调成糊状，用胶布贴敷在足底的涌泉穴（图293）处，6小时一换。

　　90%以上的孩子的感冒都与脾胃功能失调有关，因此在治疗时，除了治疗感冒的经穴以外，还应配合一些调理脾胃功能的经穴，如清补脾经、清胃经、大肠经，推运八卦穴，按揉足三里穴等（可参见本书第一章第一节"脾胃保健"）。

　　若经以上治疗，孩子体温持续升高，或者退烧后持续咳嗽等情况，请及时到医院寻求医生的指导和帮助。

六、遗尿问题可不小，艾灸治疗是法宝

遗尿

　　尿床是几乎每个孩子都有过的事儿，很多家长都不太在意。大多数孩子在3岁以后，就不会再出现了。如果超过3岁，尤其是5岁以上的孩子，仍然在熟睡后出现尿床，轻者数夜一次，重者可一夜数次，则应该引起家长的重视，采取积极的治疗。在去医院就医之前，不妨先按下面的方法实行调治。

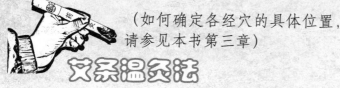

（如何确定各经穴的具体位置，请参见本书第三章）

艾条温灸法

　　①用艾条温灸肚脐下部的关元穴（图237）、中极穴（图239）各5分钟（图123）。

　　②用艾条温灸背腰部的肾俞穴、命门穴各5分钟（图124）。

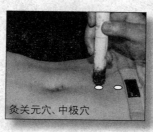

灸关元穴、中极穴

图123

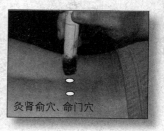

灸肾俞穴、命门穴

图124

③用艾条温灸双侧小腿内侧部的三阴交穴（图289）各5分钟（图125）。

④用艾条温灸头顶部的百会穴5分钟（图126）。

以上治疗，每日1～2次。

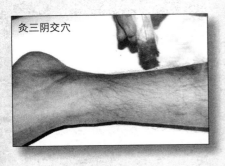

灸三阴交穴

图125

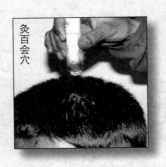

灸百会穴

图126

　　一般来说，只要坚持3～5天，就会有比较明显的效果，如果再坚持治疗15～30天，孩子和家长都不会再感到难堪和头痛了。

七、弱视原因先天找，强壮穴位不可少

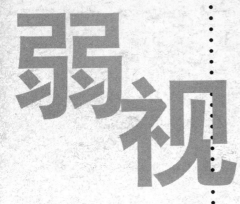

弱视

　　有细心的家长会发现，孩子有时看东西会侧着头用一只眼看，或看东西的距离非常近，这时赶快带孩子上医院去检查一下，是否孩子的眼睛有弱视的情况存在，如果能尽早发现，治愈的几率就会大很多了。

　　由于弱视的形成与父母的先天遗传和孩子眼球自身的发育情况有密切关系，因此，在弱视的治疗上，调补先天，促进眼球的发育也是关键。而治疗的最好时机是在3～7岁之间。下面介绍的方法既可以由家长单独进行操作，也可与医生的治疗配合进行。

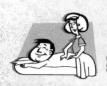

经穴使用法

如何确定各经穴的具体位置，请参见本书第三章。

①用艾条温灸背腰部的肝俞穴（图249）、肾俞穴（图250）、命门穴（图251）、腹部的气海穴（图236）、关元穴（图237）各5分钟，每日选择两穴。

②用手拇指从头后隆起的骨突两侧视区穴（图201）向上推理50次（图127）。

③配合治疗近视的经穴使用法（第一章第一节）。

④再用艾条温灸头顶的百会穴（图197）5分钟（图126）。

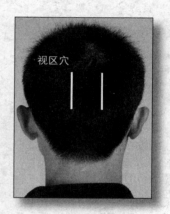

视区穴

图127

如果孩子是单眼弱视，正常的那只眼睛的经穴也要进行按摩治疗。治疗结束后，要按医院的要求戴上矫正眼镜，将正常眼睛完全遮盖起来。即便病眼视力已经恢复，也不能立即拿掉好眼的遮盖物，应循序渐进地缓慢撤掉。

第二节　在校学生常见病痛的应对

一、近视治疗贵坚持，用眼习惯要重视

 导致孩子视力下降最根本的原因，就是不正确的用眼习惯。

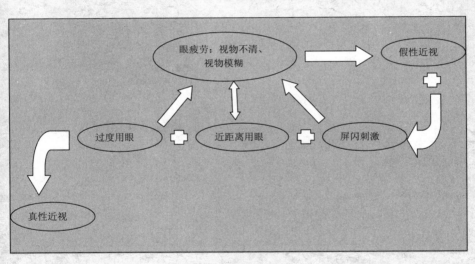

图128

从以上近视形成的流程图来看，在真性近视形成之前，只要我们中断其中任何一个环节，下降的视力就有可能得到恢复。

纠正不良用眼习惯+减少持续用眼时间+经穴治疗

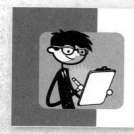

在治疗期间，尽量不看电视，不玩电脑，不玩游戏机。治疗结束后，连续看电视或看书时间最好不要超过1小时。

经穴使用法　如何确定各经穴的具体位置，请参见本书第三章。

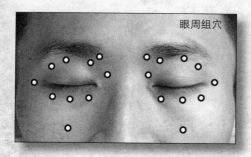

图129

眼周组穴

①用手指或头部钝圆的小棍点按眼保健操中的一组眼部周围的经穴（图129）：眼八卦穴（图21）、睛明穴（图207）、四白穴（图213）、太阳穴（图203）、攒竹穴（图206）、印堂穴（图209）各50次。

②用同样的方法点按眼八卦穴（图21），头后部的风池穴（图200）各30次。

③用手指边揉边推腿外侧的胆经，从上向下（图130）。

④用双手拳眼平面边揉边推背部两侧的背二线（图131）各50次或拔罐5分钟（罐法的具体操作请见本书第四章第五节）。

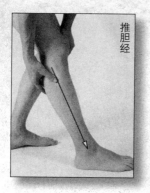

推胆经

图130

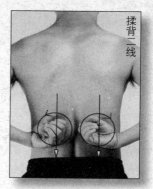

揉背二线

图131

用金银花、菊花、夏枯花、青葙子、草决明各30克，川红花5克加入500毫升清水，煎沸15分钟后，用纱布蘸药汁热湿敷眼部，凉后再加热，每日热敷1～2次，每次15～20分钟。药敷法在经穴按摩结束后进行最好。

> 　　**以上两种治疗如能坚持1～2月，并按前章的方法纠正不良用眼习惯，视力就会得到明显的提高。**

二、鼻子出血明究竟，是通是堵再决定

　　一般情况下，鼻子出血不外乎两个原因。
　　（1）外因：挨揍、碰撞。
　　（2）内因：受热了、体虚了。

　　若是外因造成的，很简单：冷敷+压迫止血。
　　将凉水打湿的手帕或毛巾敷于额部或直接敷于鼻部并轻轻压迫。若仍不能止住出血，请加用后面的经穴按摩法。

　　若是非外伤而突然出现的鼻出血，特别是发生在较炎热的夏秋季，多数是因为体内邪热聚积过多引起的，因此，这种鼻出血是身体的一种保护性反射，目的是使体内的热毒随血液排出，若出血量少家长不用过于担心。除了止血以外，更重要的是帮助身体排泄邪热，否则，即便这次止住了，很快又会有第二次出血。若出血量较多，可按下面的步骤：①进行止血，步骤②③使用经穴排泄体内积热。

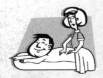

经穴使用法 如何确定各经穴的具体位置，请参见本书第三章。

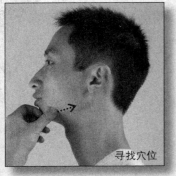

寻找穴位

图132

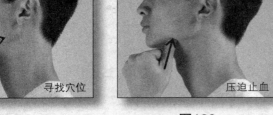

压迫止血

图133

① 两手拇指沿下颌骨边缘从前向后缓慢摸索（图132），大约在耳前三四指处，有一个小凹陷。找到这个凹陷之后，手指稍用力压上去（图133），很快鼻血就能止住。

② 用钝圆小棍或手指掐按颈后部大椎穴（图134,图223），两肘部的曲池穴（图25，图264），腿腘窝后部的委中穴（图63，图303）各100次。

③ 用皮肤针在后背部的肺俞穴（图247）、膈俞穴（图248）进行敲打。之后再于这四个穴位上拔罐，留罐5分钟。若有血液被吸出最好（具体操作方法见第四章第四节）。

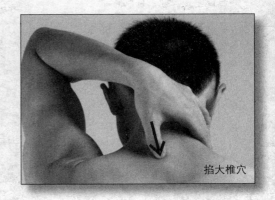

掐大椎穴

图134

如经上述治疗仍不能很好止血，而且鼻出血反复发作，或者无明显诱因也无明显热象而反复发生的鼻出血，应上医院就诊，找到出血原因，进行恰当治疗。

三、牙痛并非不是病，巧用穴位疼痛定

俗话说，"牙痛不是病，痛起来真要命。"无论男女老少，都可能领教过牙痛的折磨。除了幼儿时期因龋齿引起的牙痛和老年人较常见的虚火牙痛外，通常发生在青少年或中青年时期的牙痛都是由于胃热过重引起的。这种类型的牙痛一般都有诱因，比如食用辛辣食品、烟酒过度等，疼痛也较剧烈，但若按下面的方法通过自我的经穴治疗则能得到有效缓解。

（如何确定各经穴的具体位置，请参见本书第三章）

①用手指或钝圆小棍点按肘部的曲池穴（图25，图264）、虎口部的合谷穴（图24，图258）、足部的行间穴（图282）和内庭穴（图281）各60次。

②揉按面部疼痛侧的颊车穴（图215）、太阳穴（图203）、耳前一指处的凹陷及耳垂后部的凹陷（图135）各30次。

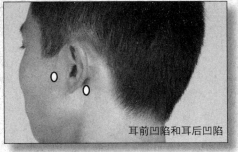

耳前凹陷和耳后凹陷

图135

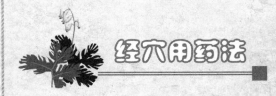

将中药生地、玄参各50克，蜂房、延胡索各30克，金龟莲10克，加入水800毫升，煎成浓汁约300毫升，待冷却后，分10次含入口中，3～5分钟后（切忌吞下），将药汁吐出，再含，再吐，如此反复。

经过上述治疗，再配合清淡饮食，忌辛辣、烟酒，牙痛就会很快缓解了！

四、按手揉腿推肚腹，胃痛嘈杂均可用

胃痛大家都清楚，嘈杂是个什么谱?

很多人可能都有过一种感受，总感觉"心窝子"不舒服，既不是痛，又不是胀，不是饥饿，也不是烧灼，就是一种说不清楚，道不明白的难受。西医似乎很难对这种感受下定义，但我们的老祖宗很早以前就给了它一个恰当的名字——嘈杂。虽然它的名字听上去很怪，但它的治疗却与胃痛、胃胀较为相似。

经验证明无论是胃痛、胃胀，还是嘈杂，手腕部的内关穴（图260）、胃脘部的中脘穴（图232）和腿部的足三里穴（图279）都是经穴治疗的最佳拍搭！

而根据在校学生的学习生活特点可以分析，他们的胃痛或嘈杂通常由消化不良、胃寒或脾胃虚弱所引起。

经穴使用法

如何确定各经穴的具体位置，请参见本书第三章。

1. 消化不良

① 按揉内关穴（图260）、中脘穴（图232）、天枢穴（图234）、足三里穴（图279）各60次。

② 沿腹部胃经循行路线从上至下用拇指推15~20次（图136），再用两手重叠按顺时针方向（由右向左）稍用力在上腹部做环行推摩（图100）。

③ 由下至上捏脊5~10次。（图137）

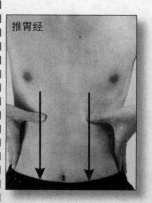

推胃经

图136

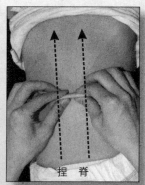

捏脊

图137

2. 胃寒

①艾条温灸中脘穴（图232）、气海穴（图236）、关元穴（图237）、足三里穴（图279）各5分钟。

②推揉背二线3分钟（图131）。

③按揉内关穴（图260）、合谷穴（图258）30次。

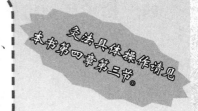

灸法具体操作请见本书第四章第三节。

3. 脾胃虚弱

①轻揉内关穴（图260）、中脘穴（图232）、足三里穴（图279）各30次，或用艾条温灸各5分钟。

②艾条温灸神阙穴（图233）、气海穴（图236）、关元穴（图237）各5分钟。

③轻揉背部二线各10次（图131）。

经穴药敷法

①将半袋食盐放入锅内炒热，用布袋装好后，热敷，热熨上腹部。

②将白胡椒碾碎成细末，用酒调成糊状，敷于中脘穴（图232）、神阙穴（图233）上，用胶布固定。再用热水袋热熨所贴经穴。

五、腹痛腹泻不用愁，看看前章不要漏

在校学生的腹痛腹泻原因与前面介绍的儿童的腹痛腹泻基本相同，因此其经穴治疗方法也可以参见本书第一章第一节中的三、四部分。

六、手脚冰凉长冻疮，温灸保暖防冻伤

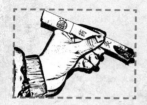

秦岭以南地区的冬天虽然没有北方的天气寒冷，但在没有暖气的屋子里，孩子也会因为长时间的静坐和握笔书写而冻得手脚冰凉长满冻疮。看着孩子又红又肿，甚至溃烂的手脚，家长心痛不已，尽管市面上各式各样的保暖鞋和手套层出不穷，似乎也阻挡不了冻疮的生长。

艾条温灸也是治疗冻疮的法宝

1. 冻疮未成之前

①用艾条温灸往年冬天长冻疮的部位，每个部位5分钟，每日1～2次（图138）。

②艾条温灸足三里穴（图279），各5分钟，每日1～2次。

③用生姜、干辣椒各100克，水煎沸10分钟后，用蒸气熏灸手脚，待水温后再浸泡5~10分钟。

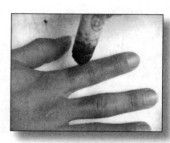

图138

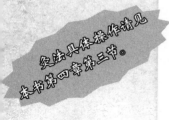

灸法具体操作请见本书第四章第三节。

2. 冻疮初发或已成（未溃烂）

①用艾条温灸长冻疮的部位，直到发热发痒后，再灸5分钟，每日1～2次。

②艾条温灸足三里穴（图279），各10分钟，每日1～2次。

③用萝卜或生姜放在火上煨热，切片，涂搽长冻疮的部位，直至发热发痒。

3. 冻疮溃烂

①将中药黄柏15～30克，芒硝7.5～15克打成细粉，撒于溃烂的伤口，或用凉开水调成糊，敷于伤口处。

②待溃烂的伤口愈合，再按未溃烂时的方法治疗。

第三节　办公室一族常见病痛的应对

　　　　　　　　白领优越的办公室工作条件和较高的收入常常
成为年轻人羡慕和追求的目标，却不知许多人是在
用健康进行着交换。在看似体面和优越的背后，却
有许多疾病悄悄在办公室舒适的环境里增长，缓慢
却持久，让人防不胜防，无可奈何。

一、久视眼涩目胀痛，闭眼按穴做运动

　　眼睛要有了血液的供养才能看得见事物，要有足够液
体的润滑才能正常运动，但办公室一族却常常长时间盯着
屏幕、文件资料或账本，不是一两个小时，而是四五个小
时，甚至七八个小时，更甚者，会超过十个小时。

　　有研究表明，人在专心地看东西的时候，眨眼的次数
会明显减少，过长时间的用眼，不但会耗伤血液，还会耗
损对眼球起润滑作用的液体，导致眼睛干涩、胀痛、视物
模糊等，如果出现了这些情况还不加以重视，那么对视力
的损伤是不言而喻的。那么，如何改善这些症状，减轻视
疲劳，保护视力呢？不妨试试下面这些简单的方法。

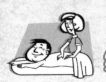

经穴使用法

如何确定各经穴的具体
位置，请参见本书第三章。

　　　　　　①将手绢或毛巾用凉水打湿稍拧干（若能在冰箱冷
藏10分钟更好），闭眼将湿毛巾敷于眼上5分钟。
　　　　　　②仍闭眼，点按眼八卦穴（图21）、攒竹穴（图
206）、四白穴（图213）、太阳穴（图203）各30次。
　　　　　　③将两手掌搓热后，敷于眼部，同时，闭眼做眼球
的上下、左右及旋转运动，每个方向10次。
　　　　　　④再按揉头颈后部的风池穴（图200）各60次。

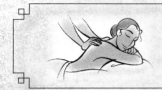

整个过程都需闭眼操作，最好每隔1～2小时做1次，可有效地减少眼睛的不适感，保护视力。

二、埋头伏案拱着背，肩颈疼痛 工作累

无论是埋头看文件、写资料，还是用键盘打字、鼠标画图，长时间维持同一种姿势或重复的操作都会导致肩颈部气血流通缓慢，就如同一条河道，如果水流速度很慢，河里的脏东西就不能被及时冲走而逐渐淤积一样，血液里的脏东西也会堆积在肌肉里，导致肌肉僵硬、麻木，并产生酸胀、疼痛等不舒服感觉。长此以往，肌肉就会逐渐硬结，失去本身的弹性，可诱发肩周炎、颈椎病、肌肉萎缩等系列疾病。

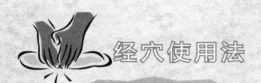

经穴使用法

如何确定各经穴的具体位置，请参见本书第三章。

①离开办公桌，走到窗前，两脚分开站立，与肩同宽。做扩胸运动15次，再将两肩用力向后拉伸15次（图139）。

②两手臂屈曲，做肩部的环绕运动各15次，左右肩一上一下，成轮转状，上绕时配合同侧

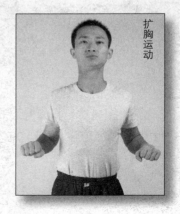

扩胸运动

图139

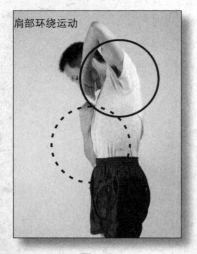

肩部环绕运动

图140

转腰（图140）。

③按揉颈部风池穴（图200）、颈百劳穴（图141，图227）、肩井穴（图142，图228）、天宗穴（图46，图244）各30次，再按揉肩颈部肌肉3分钟（图44）。

④颈部的左右、前后及环转运动各10次（图51～54）。

⑤用空拳或侧掌敲打两侧颈肩部（图49）各30次后，做甩手运动15次。

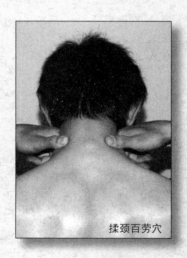

揉颈百劳穴

图141

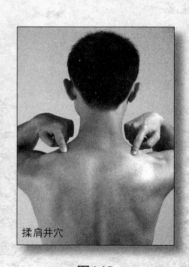

揉肩井穴

图142

可用晒干的豌豆或黄豆300克装入布袋中缝好，用于敲打颈肩部。以上治疗每日最好不少于2次。

三、久坐伤肉**腰背痛**▲▲▲，点穴做操把病送

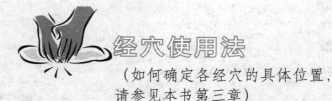
经穴使用法

（如何确定各经穴的具体位置，请参见本书第三章）

①起身离开坐椅，双脚站立与肩同宽，做腰部前屈，侧弯后仰，各20次（图143~图145）。

②两手按压腰背部肾俞穴（图61，图250）、腰眼穴（图62，图254），各20次。

③用两手掌擦腰骶部至皮肤微发热（图156）。

④两手握空心拳，敲击腰背部，从上至下20次（图70）。

⑤做俯卧背伸和仰卧架桥每日两次，每次各10个（具体运动见图68，图69）。

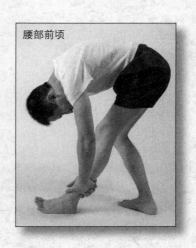
腰部前顷

图143

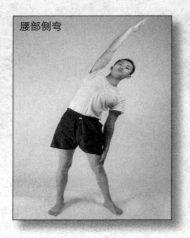
腰部侧弯

图144

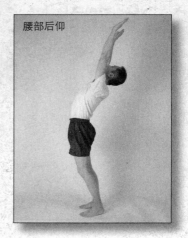
腰部后仰

图145

四、**过敏鼻炎**药难找，试试经穴按摩好
▲ ▲ ▲ ▲

　　过敏性鼻炎、慢性鼻炎，听上去似乎没什么大不了，可有这种经历的人才清楚，时常喷嚏连天，要么鼻涕不断，要么鼻塞、鼻痒，香臭不知，就连说话也带着重重的鼻音。而且一不小心慢性就转成急性发作，把鼻尖嘴唇都擦得又红又痛不说，连带整个头也又重又痛。

　　服成药吧，好像没什么效，煎中药吧，又麻烦，那么，试试下面的经穴治疗吧！

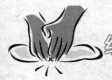
经穴使用法

如何确定各经穴的具体
位置，请参见本书第三章。

①点按面部的印堂穴（图209）、鼻通穴（图212）、迎香穴（图211）各30次。

②用食指或拇指擦鼻沟30次（图146）。

③用食指或中指从印堂穴（图209）向头顶方向推30次（图147）。

④以一手的食中二指分开置于两眉头，两指间距离不变向上推至头顶30次（图148）。

⑤请家人帮助揉按背部的大椎穴（图223）、风门穴（图246）、肺俞穴（图247）各30次，或艾条温灸各穴5分钟，或于此三穴上进行拔罐，并留罐5~10分钟（灸法和罐法的具体操作请见本书第四章第三节、第五节）。

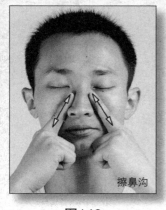
擦鼻沟

图146

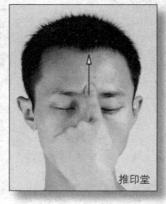
推印堂

图147

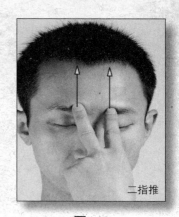
二指推

图148

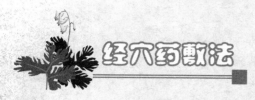

将中药细辛、白芷、薄荷、防风、黄芪、白术各10克，煎沸5分钟后，以蒸气熏鼻，或待水温合适后，用蘸有药汁的毛巾或纱布热敷面部和背部的大椎穴（图223）、风门穴（图246）、肺俞穴（图247）整个区域5~10分钟。

> 经穴药敷法最好在按摩法之后进行，每日至少保证1次治疗，会收到很好的疗效。

五、咽痛咽痒 异物感，点穴含药把病撵

咽喉是人体的一道关卡，位于咽部的扁桃体就是这关卡上的哨兵。当扁桃体发炎开始诱发咽喉疼痛之时，表示身体与外侵病邪的战斗打响了。有了这个哨兵，人们才能及时知道有外邪想要攻入体内，才能拿起"武器"及时反击。

但有部分人为了避免反复发作的扁桃体炎就将它挥刀割去，这就相当于撤去了守门的卫兵，让病邪大摇大摆的进入并肆意妄为。

但是，若不将它割除，它就总是三天两头的报警，甚至小题大做，咽部疼痛难忍不说，还会诱发高热等一系列症状。

当咽痛急性发作，并伴有高热时，当然需要请专业医生进行针对性的治疗。但当体温恢复正常，咽痛明显减轻，仅遗留轻微咽痛、咽痒，或者咽部异物感时，却不能疏忽大意。因为，此时的病邪并未被完全驱出体外，只是在强大的"火力攻击"下暂时退后几分，若不采取一些后续的治疗措施，听之任之，则给了病邪可乘之机，待它养精蓄锐后归来，必定又有一番恶战。

那么，如何在缓解期或慢性期将病邪一鼓作气的赶出体外，缓解或解除咽部的不适感，不妨按下面的方法试试！

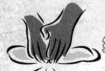

经穴使用法

（如何确定各经穴的具体位置，请参见本书第三章）

1. 咽部疼痛或发痒时

①靠坐椅上，头部后仰，用食指点压廉泉穴（图218）、天突穴（图220）各60次。

②揉按照海穴（图292）、内关穴（图260）各60次。

③掐按少商穴（图272），点按合谷穴（图258）、尺泽穴（图265）各60次。

2. 咽部总有异物感时

除了上述方法，还需增加揉按中脘穴（图232）、足三里穴（图279）、丰隆穴（图302），每穴各30次，揉按力度不宜过大。

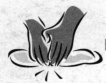

中药含服法

（如何确定各经穴的具体位置，请参见本书第三章）

（1）当咽痛较重时，可在中药房购买中药：红姑娘（锦灯笼）10克，荆芥10克，玄参10克，白豆蔻6克，分成三份，每日用鲜开水冲泡后作茶饮。

（2）当咽痛轻微却持续或持续咽痒时，可在中药房购买中药：藏青果10克，人参叶10克，石斛10克，白豆蔻5克，分成三份，每日用鲜开水冲泡后作茶饮。

（3）当咽部长期有异物感时，可在中药房购买中药：人参叶6克，半夏曲10克，白豆蔻9克，分成三份，每日用鲜开水冲泡后作茶饮。

> **在进行以上的治疗时，请配合在口中蓄积唾液并缓慢吞咽唾液。治疗期间饮食需清淡，不宜食用油炸、麻辣香辛等食物。**

六、慢性阑尾炎腹痛，防慢转急自己控

> 阑尾炎，有急性和慢性之分，急性阑尾炎当然要尽快前往医院寻求专业医生的帮助，但慢性阑尾炎我们就可以通过一些简单方法进行自我控制，在无腹痛发生或仅有轻微腹痛、隐痛时，经常做一些自我的预防性按摩，就可以防止慢性阑尾炎向急性转变，从而避免挨上一刀的痛苦。

经穴使用法

（如何确定各经穴的具体位置，请参见本书第三章）

①点按双手合谷穴（图258）、曲池穴（图264），双腿的足三里穴（图279）、阑尾穴（图280）、内庭穴（图281）各60次。

②四指并拢，从膝部沿小腿前外侧而向下推理30次（图164）。

除此之外，还应注意饮食调节，在有轻微腹痛时，应注意避免食用辛辣滑腻食品，避免剧烈运动，保持大便畅通。

> **一旦腹痛增剧，请勿随意服用止痛药物，以免耽误病情，同时请尽快就医。**

第四节　中青年人常见病痛的应对

一、**头痛**脑胀要分类，额顶后头两侧位

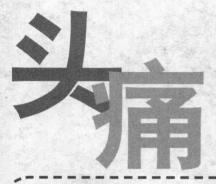

　　头脑可是整个身体的司令官儿，它要有个什么不舒服，我们做什么事儿都不对劲。可咱老百姓怎么办，总不能一头痛就吃头痛粉，或立马上医院做CT检查吧？要找到头痛的原因，也不是那么容易的事儿，就那一堆专业名词也能把人唬得愣愣的，什么"神经性"、"血管性"等等。

　　西医的咱不懂，那么看看咱们的老祖先留下来的简单方法如何？！

1.两侧头痛

　　头部侧面的疼痛或胀痛是生活中最为常见的。我们常常会看见冥思苦想的人不自觉的揉按太阳穴，比较紧张或焦虑的人，也经常不由自主地按揉太阳穴，因此不难发现，侧头痛与人们的情绪以及精神状态有密切关系。

　　大家可能都知道，身体里主管情绪与精神的"经理"是肝，而头部两侧的区域则属于足少阳胆经，因此对于头部侧面疼痛的治疗，还是要交到这两个肝胆相照的弟兄手里。

　　①点按头后部的风池穴（图43，图200），耳尖上部的率谷穴（图204），两侧的太阳穴（图203），各30次。

　　②两手食、中、无名三指自然分开，每指相隔1厘米左右，将食指置于太阳穴（图203）处，从耳前向耳上部再向耳后部成弧线推动30次（图149）。

　　③点按足部的太冲穴（图295），手腕附近的外关穴（图261）各30次。

　　④单手五指自然分开，用指腹敲击侧头部15～30次。

　　⑤用手指推足背第二、三指和四、五指之间的肝经和胆经，从脚踝部向脚趾方向推30次（图150）。

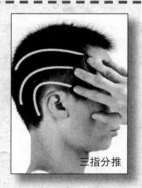

三指分推

图149

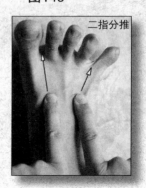

二指分推

图150

还有一种发生于头部侧面的疼痛叫作偏头痛，尽管它通常只是发生于头部的一侧，而且疼痛较为剧烈，但它的治疗仍然可参见侧头痛进行。

2. 前额头痛

前额，可是人体经络中足阳明胃经的地盘儿，不过，胃经最亲密的伙伴儿是脾经，大肠经也是胃经的亲戚，它们的关系都非常密切。因此，前额部头痛当然也要从这三条经络和脏腑上来进行调节。

①首先，点按面部的印堂穴（图209）、攒竹穴（图206），各30次。

②然后，将一手的中指定位于印堂穴（图209），食指和无名指分别置于两侧眉头的攒竹穴（图206），三个手指按此分布向头顶稍用力推30次（图151）。

③再点按腿部的血海穴（图285）、足三里穴（图279），足部的内庭穴（图281），虎口部的合谷穴（图258）各30次。

④两手握拳，掌心向面，以两手四指的中节平面敲击前额部30～50次（图152）。

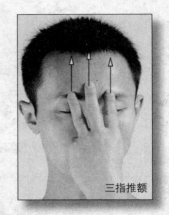

三指推额

图151

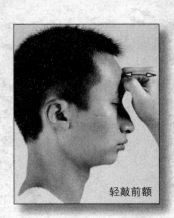

轻敲前额

图152

鼻炎严重时也会引起前额部的胀痛或疼痛，如是因鼻炎诱发，治疗可配合前节中慢性鼻炎的治疗。

3. 头顶头痛

头顶是足厥阴肝经的管辖范围，与它肝胆相照的兄弟——少阳胆经当然也要担负一定的责任。

①首先，点按头顶部的百会穴（图197）和四神聪穴（图198）各30次。

②然后，点按腿部的阳陵泉穴（图296）、三阴交穴（图289）、太冲穴（图295），各30次。

③单手五指屈曲成爪状，抓头顶部头皮15～30次（图153）。

④两手五指自然分开，两手小指放于前头部正中线上，两手拇指放左右侧太阳穴处，各指指腹贴住头皮，由前向后推30次（图72）。

⑤一手五指自然分开，用手指指腹敲击头顶部15～30次。

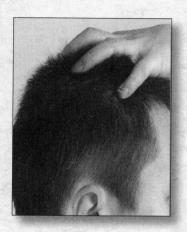

图153

4. 后头痛

头后部的疼痛，通常与感冒和血压异常有关。如果每天中午以后都会出现头后部的胀痛或疼痛，最好先检查一下血压情况。如果因为受凉或吹了风发生感冒头痛，就可以根据下面介绍的方法再配合前面一章中介绍的感冒头痛来进行治疗。

①点按头后部的风池、风府穴（图200）30次。

②两手五指自然分开，每指约相距1厘米左右，从上向下梳理头后部（图72）30次。

③点按手腕部的养老穴（图270），腘窝部的委中穴（图303），足部的太冲穴（图295）各30次。

④一手五指自然分开，用指腹敲击头后部15～30次。

如经以上治疗头痛仍不能缓解，或长期反复发作，请到医院寻求医生的帮助！

二、眩晕要分虚与实，体虚肝火不同治

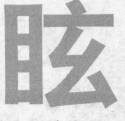
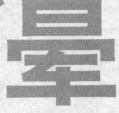

　　生活中我们常常听说，某某的母亲眩晕病发了，谁谁的妻子又晕得下不了床了。的确，大多数出现眩晕的都是女性，而且还多半都是中年女性，当然这并不是说其他年龄的女性或者男性就不会出现这种情况。但如果仅仅是头晕眼花还不能叫做眩晕，因为眩晕还会伴随恶心、呕吐、不能站立、睁开眼睛就天旋地转等比较严重的症状。

　　一般说来，眩晕的发生有两个大类，一类为实性眩晕，另一类为虚性眩晕。不过，最常见的还是虚性眩晕。

1. 虚性眩晕

　　虚性眩晕有几个特点：精神差、疲惫、说话声音很小、气短无力。

　　①艾条温灸百会穴（图197）15分钟。

　　②艾条温灸四神聪穴（图198）、足三里穴（图279）、肾俞穴（图250）各5分钟。

　　③轻柔点按头后部风池穴、风府穴（图200）各15～20次。

　　④两手五指自然分开，每指约相距1厘米左右，从前向后轻柔梳理头部30次（图72）（灸法具体操作请参见本书第四章第三节）。

2. 实性眩晕

　　实性眩晕的特点是：心烦、易怒、语声大，常有口苦或咽喉干。

　　①点按头后部的风池、风府穴30次，力量稍重（图200）。

　　②点按腹部中脘穴（图232），手腕部的内关穴（图260），腿部的足三里穴（图279），足部的太冲穴（图295）各30次。

　　④两手五指自然分开，每指相距1厘米左右，从上向下梳理头后部30次（图72）。

> **虚性眩晕的经穴按摩需轻柔，实性眩晕则应稍加力，但也不能用力过大，并应注意血压的监测。**

三、梦多易醒不得眠，数羊不如把穴点

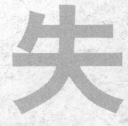

没有经历过失眠的人，永远也不懂得睡不着的痛苦。还未到晚上就开始紧张害怕，却越是想睡越睡不着。做什么都头昏脑涨，可一旦关灯闭眼就清醒无比，数羊数到舌头发软，安眠药剂量越吃越大，可是仍然阻挡不了黑眼圈的继续扩散。

其实，除了数羊和吃药，还有一些方法你可以试试。

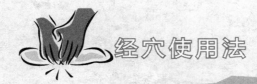

经穴使用法

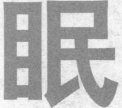

如何确定各经穴的具体位置，请参见本书第三章。

①点按头颈部的安眠穴（图202）各40次，手腕部的内关穴（图260）、神门穴（图266）各30次。

②点按足三里穴（图279）、三阴交穴（图289）、太冲穴（图295）、阳陵泉穴（图296）各30次。

③由家人帮助，用一手的食中环三指，指间距约2厘米，中指放于脊柱正中，从上向下轻推背三线10次（图40）。

④两手五指自然分开，每指相距1厘米左右，从上向下梳理头后部30次（图72）。

⑤艾条温灸头顶部的百会穴（图197）、四神聪穴（图198），各5分钟。

⑥用右手掌心对左足心，同样再用左手心对右足心，顺时针揉搓各100次（图103）。

经穴按摩后，用适当温度的热水浸洗脚部10～15分钟后上床静卧，效果更好，如能每日坚持按摩1～2次，少则一两天，多则一周，定有奇效。

四、耳鸣嗡嗡真难受，调肝疏胆效能奏

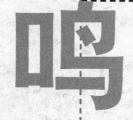

走上街头，我们可以轻易地发现，许多年轻人脖子上挂着MP3，耳朵里随时塞着动感强劲的音乐，就连许多中年人为了缓解紧张的工作压力，也开始长期使用耳机来听音乐。因此，耳鸣再也不只是老年人的疾病了。

无论是如蝉的鸣叫，还是如潮水一样的轰响，那种缠缠绵绵永无终止的嘈杂都让人难以忍受，也严重地影响了正常的听力，甚至睡眠。年轻人的耳鸣不同于老年人，多数不是因为肾虚所致，反而与肝和胆的关系较大。因此，通过刺激一些特定的经穴来调整肝经和胆经就可以减轻甚至治愈耳鸣了。

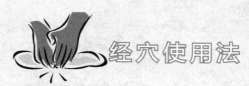

经穴使用法

（如何确定各经穴的具体位置，请参见本书第三章）

①点按风池穴（图200）、率谷穴（图204），耳垂后凹陷处各30次，张口，用钝圆小棍点按耳前部张口时出现的凹陷处各60次。

②点按手部的外关穴（图261）和足部的太冲穴（图295）各30次。

③用手指推足背第二、三指和四、五指之间的肝经和胆经，从脚踝部向脚趾方向推30次（图150）。

④两手食、中、环三指自然分开，每指相隔1厘米左右，将食指置于太阳穴处，从耳前向耳上部再向耳后部成弧线推动30次（图149）。

⑤搓揉两侧耳廓部各100次（见图154）。

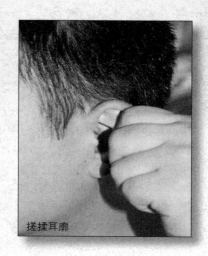

搓揉耳廓

图154

五、每月一次把罪受，治疗痛经提前救

▲▲▲

或许是生活环境的改变，或许是饮食结构的不正常，越来越多的女性不得不承受每月一次的例行痛苦。轻者弯腰捧腹面容痛苦，重者吃药打针萎靡不振。每月一接近那个日子就开始提心吊胆，寝食难安。月经，对于她们来说，已经不再是一种正常生理现象，而是沉重得难以背负的生理包袱。

很多人都知道吃药、打针并非长久之计，却不知通过自身的经穴调整，完全可以减轻痛苦，扔掉包袱。赶快按下面的方法动手试试吧！

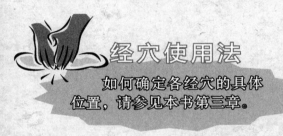

经穴使用法

如何确定各经穴的具体位置，请参见本书第三章。

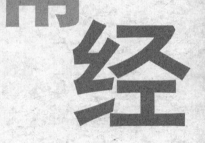

痛经

①艾条温灸关元穴（图237）、中极穴（图239）、子宫穴（图241）各10分钟。

②点按血海穴（图285）、足三里穴（图279）、三阴交穴（图289）、太冲穴（图295）各30次。

③双手掌擦腰部的肾俞穴（图250）、命门穴（图251）和骶后部的八髎穴（图255）直至皮肤发热，或用艾条温灸。

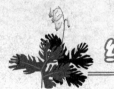

经穴药敷法

用中药乳香、没药各15克混合，均碾成细末，于月经前3天，取药5克用黄酒做成五分硬币大小的药饼，敷于神阙穴，外用胶布固定。每天换药1次。

疼痛发作时

①重点揉按血海穴（图285）、三阴交穴（图289）、合谷穴（图258），各60次，并用艾条温灸各穴5分钟。

②用热水袋温敷下腹部的关元穴（图237）、中极穴（图239）和骶部的八髎穴（图255）。

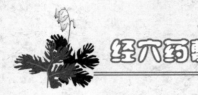

经穴药敷法

有条件可用中药热敷：小茴香100克，吴茱萸30克，蚕砂50克，乳香15克，没药15克，置铁锅内加入酒100毫升、盐100克，姜、葱各100克，炒热，用布包好，热敷、熨小腹的气海穴（图236）、关元穴（图237）以及骶后部的八髎穴（图255）。每次30分钟，凉后再加热再敷熨，每日1~2次，每次10~15分钟。

每月提前一周进行以上的治疗，直到月经完全结束。至少坚持3个月经周期，就会有意想不到的效果哟！

六、前前后后经不调，上下左右通穴道

▲ ▲ ▲

通常月经提前或推后1~4天，都属于正常现象，但如果超过7天，就应该注意了。如果连续2~3个周期都如此，那么，身体是在向你发出信号：是该调整的时候了。

肝脏是我们的血库，而脾呢，则是这个血库的管理员，如果库存不足或突然暴增，又或者管理员玩忽职守，那么月经就不能按时来临，甚至不来。于是，对血库和管理员就要进行及时的调整。

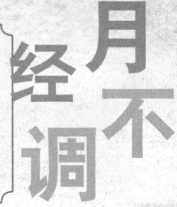

1. 月经先期

通常月经提前来到是肝经受热的缘故，相当于一个可装5升水的锅，装了4.5升水，原本是不会溢出的，但如果在锅下面加把火，当水沸腾了后，就会从锅里溢出来。所以，我们要做的，只是把火熄掉。

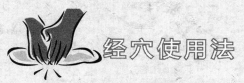经穴使用法

（如何确定各经穴的具体位置，请参见本书第三章，艾灸法的具体操作请见第四章第三节）

①点按血海穴（图285）、三阴交穴（图289）、太冲穴（图295）各30次。

②揉按小腹部的中极穴（图239）、子宫穴（图241），骶部的八髎穴（图255）各30次。

③用艾条雀啄灸大脚趾甲旁的隐白穴（图290）各5分钟。

2. 月经后期

月经延后来到，甚至不至，多数是因为气血不足或胞宫受寒的原因了。还是那口锅，没有装到5升水，水就不会溢出来，或者，水装够了却被冻住了，也不能溢出来。那么，水少了，就加点水，冻住了，我们就加点火。

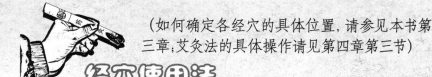

（如何确定各经穴的具体位置，请参见本书第三章;艾灸法的具体操作请见第四章第三节）

经穴使用法

①艾条温灸足三里穴（图279）、三阴交穴（图289）、关元穴（图237）、中极穴（图239）各5分钟。

②艾条温灸腰部肾俞穴（图250）各10分钟。

③艾条温灸腹部关元穴（图237）、子宫穴（图241）、血海穴（图285）各5分钟。

> 每月提前一周进行以上的治疗（计算时要包括前次提前或推后的天数），直到月经完全结束。至少坚持3个月经周期。

七、或崩或漏经不停，灸灸脚趾把血宁

崩，是指非月经性出血，下血急且量极多。漏，则是指经量少而点点滴滴持续不干净。崩可渐发展为漏，漏也可突然增多转为崩。无论是哪种，都可分成两类，一类为热，一类为虚。

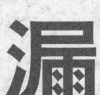

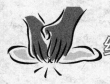 经穴使用法

（如何确定各经穴的具体位置，请参见本书第三章；艾灸法的具体操作请见第四章第三节）

---

1. 因热（出血色红，量较多，伴易怒、心烦）

①艾条雀啄灸隐白穴（图290），各5分钟。

②点按曲池穴（图264）、足三里穴（图279）、血海穴（图285）、三阴交穴（图289）、太冲穴（图295）各30次。

③艾条雀啄灸关元穴（图237）5分钟。

---

2. 因虚（出血色淡或色黯、黑，量少，伴乏力，易疲）

①艾条温和灸双侧隐白穴（图290）5分钟。

②艾条温和灸关元穴（图237）、足三里穴（图279）、三阴交穴（图289）各5分钟。

③点按太溪穴（图291）30次，温灸百会穴（图197）5分钟。

八、肌瘤囊肿腹中长，不用手术也能挡

　　小小的子宫肌瘤或卵巢囊肿一般都悄悄地生长而不易察觉，多半都是例行体检或意外检查出来的，对于这种没有明显症状的肌瘤和囊肿，其实完全没有必要做手术，也可以把它消灭掉。不相信么，那就按下面的方法，不过，一定要坚持哦！

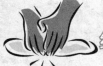 **经穴使用法**

肌瘤囊肿

　　（如何确定各经穴的具体位置，请参见本书第三章；艾灸法的具体操作请见第四章第三节）

　　①点按腹部的气海穴（图236）、关元穴（图237）、中极穴（图239）、子宫穴（图241）各80次。

　　②双手常斜擦腹部100次（图155），骶后部的八髎穴100次（图156）。

　　③艾条温和灸中极穴（图239）、血海穴（图285）、三阴交穴（图289）穴各5分钟。

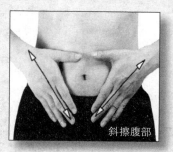

斜擦腹部

图155

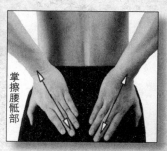

掌擦腰骶部

图156

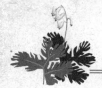 **经穴药敷法**

　　购买中药：益母草150克，月季花60克，两药放入锅内加水2500毫升煎煮20分钟，去掉药渣，药汁仍放在小火上炖，以保持药汁温热。将2条毛巾浸泡于药汁内，轮流取出，拧去药汁，敷于神阙穴（图233）至中极穴（图239）一线上。每次30分钟。每日1次。

> 上述治疗最好每日2次，晨起之前和睡前做。坚持是能否有效的关键，至少要坚持3个月以上。

九、纠正习惯治便秘，再加经穴更得力

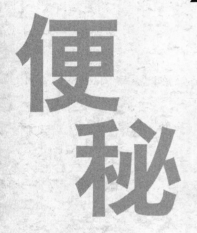

便秘

无论是经济上的收与支，还是工厂的材料的出与入，如果两者之间不能达到平衡，就一定会引发诸多问题。同样，在人体这个小却精密的工厂里，出与入的动态平衡同样需要维持。如果我们只是不断地摄入食物，却不能正常的排泄废物，那么，身体里的垃圾将越来越多……

要预防或治疗便秘，饮食习惯和生活习惯的调整是不能少的。有许多上了年纪的老人或虽然年轻却牙口不怎么好的人，把长纤维的食物和蔬菜统统拒之门外，食用过于精细的食物；因为怕胃受凉而拒食水果，却不知这样反而增加了肠道的负荷，不利于糟粕的排出。其实，对于咬不动、嚼不烂的长纤维食物，大可以通过调整烹调方式来改变，而水果也可以加温、煮热后再食用。

除此之外，不妨按下面的方法试试穴位治疗法。

1.大便干结（热或伤阴）

通常排便很困难，排出的大便很干而结燥，甚至如羊粪般成小粒状，其原因不是因为胃肠有热，就是因为伤了阴。这就好比河里的水被蒸发干了，或因其他原因水没有了，船便开不动了。于是，我们帮忙把水续上，再把太阳挡一挡，水位恢复正常，船就能正常通行了。

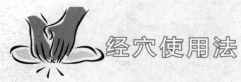

经穴使用法

（如何确定各经穴的具体位置，
请参见本书第三章）

　　①用手指点按前臂的支沟（图262）60
次，肚脐两旁的天枢穴（图234）60次。
　　②揉按足三里穴（图279）、太溪穴（图
291）、曲池穴（图264）各30次。手指沿胫骨
旁向下推揉胃经15次（图158）。
　　③以两手掌重叠，从身体左侧向右侧成环
形揉摩腹部100次（图30）。
　　④以空心拳叩击骶后部近臀沟处100次
（图157）。

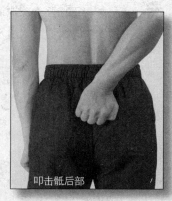

叩击骶后部

图157

2．大便不爽（虚）

　　如果大便解起来不顺畅，但解出的大便并不干
结，这就不是因为热所引起的，而是因虚所致。这就
好像一艘帆船在海里，没有风，又没有划桨或发动
机，船怎么能够正常航行呢？就让我们来给它鼓鼓
风，装上一台发动机吧！

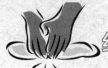

经穴使用法

　　（如何确定各经穴的具体位置，
请参见本书第三章）

　　①揉按足三里穴（图279）50次。
　　②从足三里穴开始，沿胫骨旁向下推理胃经在
腿部循行的路线至足（图158）。

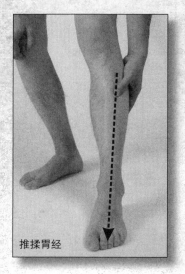

推揉胃经

图158

③艾条温灸气海穴（图236）、关元穴（图237）、天枢穴（图234）各5分钟。

④单手轻柔摩腹，由左向右100次。

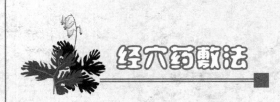

经穴药敷法

将中药小茴香30克，蚕砂30克，通大海30克，加入白酒100毫升，置铁锅内炒热，用布包好后热敷神阙穴及小腹部，方向为从上至下50次，由左向右50次。

> 只有不正确的生活饮食习惯得到纠正，再坚持上述的治疗，才能取得很好的疗效。

十、受凉睡姿不正确，落枕项强自作虐

一直以来，人们总认为高枕定能无忧，而事实上并非如此。无论枕头过高还是过低都会使颈肩部的肌肉得不到适当的休息，反而容易引起颈项的强痛不适。如果再加上吹了点风，受了点寒，一早起来，你就会发现，你的脖子不能正常转动了。

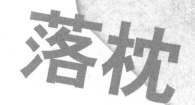

随便找个人扳脖子，是很危险的事，还不如自己动手或找家人帮忙，按下面的方法简单而安全地解决问题。

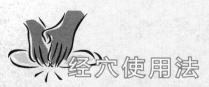

经穴使用法

如何确定各经穴的具体位置，请参见本书第三章。

①请家人帮忙用大鱼际或小鱼际从上往下从内到外揉一揉僵硬的肌肉15~20次（图159）。

②点揉手部的落枕穴（图275），耳后面的完骨穴（图205），颈后部的风池穴、风府穴（图200），各30次。

③再从上向下，由内向外地揉捏颈部和肩部的肌肉15~20次（图160）。

④请家人按住后背部的天宗穴（图161，图244）点按30~60次，同时，自己缓慢的上下、左右转动头部，每次都尽量忍住疼痛达到颈部可达到的最大活动限度。

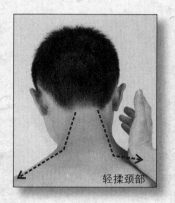

轻揉颈部

图159

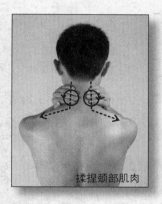

揉捏颈部肌肉

图160

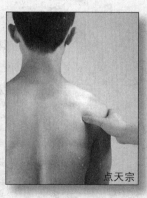

点天宗

图161

⑤用艾条温灸颈部的最痛点10~15分钟。

⑥请家人帮忙掐按两手的后溪穴（图267）和两腿的悬钟穴（图299）30~60次，同时，自己缓慢的上下、左右转动头部，每次都尽量忍住疼痛达到颈部可达到的最大活动限度。

⑦最后再用手掌侧面敲击肩颈各部的肌肉作为放松运动（图49）。

　　如果你不想去医院找医生帮忙，请认真按上面的步骤进行。只要你能在活动时稍稍忍住肌肉牵拉时的疼痛，7个步骤完成后，相信你会感觉好很多！但治疗一定要尽早，若在发病24小时之内做以上按摩法，一次治疗即可痊愈。

十一、**手肘疼痛**莫着急，点按温灸能救急

▲ ▲ ▲ ▲

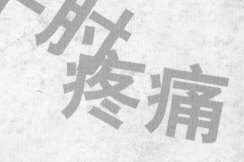

家庭妇女因为长期的家务劳作，常常出现手肘部的疼痛，如果疼痛点刚好在肘关节屈曲时的外上方，那么就有可能是肱骨外上髁发炎了。严重的时候，手前臂不能做内旋，如拧衣服，或者提重物，使用菜刀等。尽管急性期的剧烈疼痛会迫使人们上医院救治，但由于患者多半不能完全停止操劳，所以肱骨外上髁的炎症疗效不甚好，并且可由急性转成慢性而持续半年甚至更长时间。何不自己动手，请家人帮助配合，一起来解决这个恼人的问题呢？

经穴使用法

（如何确定各经穴的具体位置，请参见本书第三章）

①自己或请家人点按手肘部的曲池穴（图264）、外关穴（图261）、养老穴（图270）各30次。

②用大拇指左右拨动前臂的肌肉群15～30次（图162）。

③将生姜切成2～3毫米的薄片，用针穿4～5个小孔。将姜片放置于疼痛最明显处，再用艾条温灸5～10分钟，使姜片下的皮肤感觉发热（图163）。

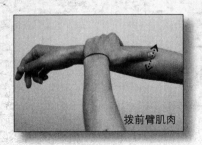

拨前臂肌肉

图162

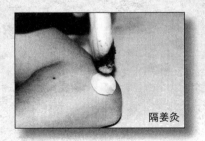

隔姜灸

图163

尽量减少疼痛侧手肘的活动，尤其是拧毛巾、提重物等动作，同时避免受寒，否则，将难以痊愈。

十二、身体肥胖是信号，内部调理最重要

当肚子填饱以后，人们便开始关注自己不断增加的赘肉。何况，过度的肥胖影响的不仅仅是美观，更重要的是它会导致许多疾病的发生，至少会增加多种疾病的发生率，例如：膝关节疼痛、高血压、冠心病、糖尿病、中风等。于是，不仅仅是青春年少的小姑娘，就连上了年纪的中老年人，甚至大男人也开始关注自身形象，寻找着各种减肥的方法。

希望减肥的人，用各式减肥茶，各种苗条霜，又吃又抹，又禁食，还常常发生腹泻，肥是减下来了，身体却亏损得厉害。我们见过不少因为少吃甚至绝食的"美眉"在体重下降的同时，精神和健康状况也极速的下降，甚至到了难以恢复的程度。而胡乱服用减肥药物导致身体严重失调，走路一步三晃，精神萎靡、面无血色、厌食、月经不调、失眠、狂躁、掉发等等减肥后遗症层出不穷。

肥胖

其实肥胖的出现，是身体给人们提出的警告，打的信号。正如前面我们讲过的一样，身体就像一座工厂，在不停地吸入和产出。产出当然包括两部分，一部分是对身体有用的营养物质，另一部分则是应排除体外的废物。当机体内部的运作出现不正常、不协调时，产生的营养物质少，产出的废物却很多，由于废物又得不到及时清理，逐渐累积起来才形成了肥胖。

这就是很多人常常说的，只喝水也会长胖的真正原因。因此，不重视身体内部的调理，只是单纯的控制饮食的摄入，或者服减肥药后不断的腹泻，只会让身体越来越差。毕竟，人们追求的是健康的美，而不是像黛玉那样的病态美。

减肥不能求速效，否则，减掉的肥肉会很快再次回到你的身上；同样，减肥也不能怕麻烦，如果连下面介绍的简单方法也懒得试试，那就坦然接受因肥胖而导致的种种后果吧！

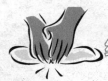

经穴使用法

如何确定各经穴的具体位置，请参见本书第三章。

①点按腹部的中脘穴（图232）、天枢穴（图234）、水分穴（图235）、气海穴（图236）、关元穴（图237），腿部的足三里穴（图279）、三阴交穴（图289）、太溪穴（图291）、臂部的曲池穴（图264）、合谷穴（图258）、外关穴（图261）、内关穴（图260）各30次。

②双手十指自然分开，从上腹部开始向下推理30次（图31）。

③平卧于床，两手掌从腰侧向腹中推挤赘肉，并作搓揉运作各50次（图32）。

④四指并拢，从膝部沿小腿前外侧向下推理10次（图164）。

⑤请朋友或家人帮助在背一线、背二线，背三线（图243）每日选一条线，轮换拔罐，并留罐5分钟。

⑥用艾条温灸腹部的关元穴（图237）20分钟或温灸足三里穴（图279）、三阴交穴（图289）每穴10分钟（两组可轮换温灸）。

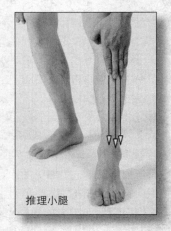

推理小腿

图164

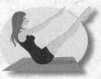

功能锻炼

①每日坚持步行1小时，速度不宜过快。

②做仰卧起坐15～30个/组，或并腿上抬15～30个/组（图37），每天3组（可交换做）。

③单腿跪地后伸腿30个/组，两条腿轮换，每天3组（图165）。

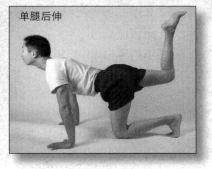

单腿后伸

图165

　　尽管腹部的赘肉最让人心烦，但要减掉它却不能只是对腹部进行治疗和锻炼。只要你有耐心和恒心，按照以上方法以及前章的饮食调理去做，身材一定会越来越好！

十三、男子有病口难开，切莫害臊把病延

　　遗精、阳痿、早泄是男子易患的性功能障碍疾病，很多成年人羞于对医生讲述自己的病情，便一拖再拖，直到问题非常严重才去医院寻求帮助。谁都知道，对于疾病是越早治疗越好，就算不上医院，也可以自己进行适当的治疗，或许，这病就在自己手里不药而愈了呢？

　　虽然这三种病的名称不同，但它们却有很多共同之处，所以在治疗上，也可以"异病同治"。很多人一听说，遗精、早泄、阳痿，就觉得肯定是肾虚，于是服用大量的壮阳药，效果却不理想，甚至越吃越糟糕。因为，人们不知道，这几种病的发病原因中不仅有肾虚，而且还有肝热。那么，先按下面的提示找到自己的病因，再按后面的方法进行治疗吧！

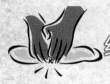 经穴使用法

　　（如何确定各经穴的具体位置，请参见本书第三章）

肝　热

　　如果是由于肝热引起的以上三种疾病，除了这几种病本身的表现外，还会有心烦、脾气暴躁，口苦或口黏腻等症状，因此，不但不能去补肾壮阳，还需要清肝泄火。

　　①用钝圆形小棍点按太冲穴（图295）、行间穴（图282）、阳陵泉穴（图296）、曲池穴（图264）、合谷穴（图258）各30次。

②用皮肤针在腿部的血海穴（图285），敲打至皮肤微微出血，再拔罐，并留罐5分钟（皮肤针及罐法的具体操作请见本书第四章第四、五节）。

③揉按腹部的气海穴（图236）、关元穴（图237）、中极穴（图239），腰部的肾俞穴（图250），足部的太溪穴（图291）各30次。

④擦腰骶部50次，擦腹部50次（图155，图156）。

> 皮肤针和要敲打的穴位处，要记得先用体积分数为75%的酒精消毒哦！

肾　虚

如果是由肾虚引起的，通常还会出现腰背或腰膝的酸软、疲乏无力、耳鸣等表现，若有怕冷喜暖的情况，说明是肾阳偏虚，但如果反而有手足心发热、口舌干燥等表现，则说明是肾阴偏虚。因此在肾虚的治疗中，还是应该有所选择。

①用手指揉按气海穴（图236）、关元穴（图237）、中极穴（图239）、三阴交穴（图289）、太溪穴（图291）各30次。

②请家人帮助揉按背部三线从上向下，各5遍（图40）。

③肾阳偏虚者，加用艾条温灸关元穴（图237）、肾俞穴（图250）、命门穴（图251）、腰阳关穴（图253）、八髎穴（图255）各5分钟。

④肾阴偏虚者，加用手指揉按涌泉穴（图293）、血海穴（图285）、阴陵泉穴（图286）各30次。

> 除上面的经穴治疗外，无论何种类型，都应该经常进行会阴部肌肉的收缩练习，每次5分钟，每天不少于3次。另外，该病与情绪和心理因素也密切相关，因此，除了治疗和练习，还应注意调整心态，不要怨天尤人，也不要急于求成，使心态保持平和，则恢复的可能性还是很大的。

十四、皮炎湿疹痒难忍，敲打温灸不留痕
▲ ▲ ▲ ▲

皮炎湿疹

常常见到一些皮肤病患者将自己抓得遍身血痕，他们都说，痒得太难受，非要抓破出血才能解决问题。不错，大多数以痒为主要症状的皮肤病，的确需要将瘀积在病处的毒血排出才能止痒，但用手抓，可不是个好方法。一来，只能暂时缓解，二来，会将皮疹越抓越厚，而皮疹越厚，痒就越重，由此形成恶性循环，对病情一点好处也没有。

市面上有很多治疗各种皮肤瘙痒的药物，它们的共同特点就是含有激素，止痒是很快，可就是不能长期使用，否则会有一定的副作用。

那么，我们现在就给大家介绍一种方法，既可有效止痒，又可将皮疹消除而不留瘢痕，而且没有任何副作用，只需自己动动手，就可以了。

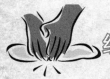 经穴使用法

（如何确定各经穴的具体位置，请参见本书第三章；皮肤针法和罐法的具体操作请见本书第四章第四、五节）

①用皮肤针敲打皮疹处，由轻到重（在发痒时这种刺激不但不痛还很舒服），直到有少量出血，再于出血的皮疹处拔上火罐，并留罐5分钟（图166，图167）。

②火罐摘掉后，将吸出的血液用棉签擦干净，再将艾条点燃，在刚才敲打过的皮疹处进行雀啄灸5分钟

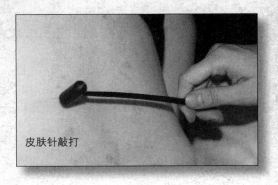

皮肤针敲打

图166

（图168）。（灸法请见第四章第三节）

③用钝圆小棍点按大椎穴（图223）、曲池穴（图264）、血海穴（图285）、三阴交穴（图289）各30次。

④在背部的肺俞穴（图247）、膈俞穴（图248）、肝俞穴（图249），腹部的神阙穴（图233）上拔火罐，并留罐5分钟。

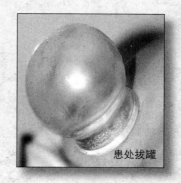

患处拔罐

图167

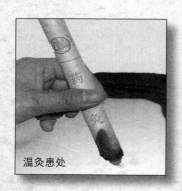

温灸患处

图168

皮肤针和要敲打的穴位处，要记得先用体积分数为75%的酒精消毒哦！

第五节　中老年人常见病痛的应对

诸如感冒、消化不良、腹痛、腹泻等普通疾病的经穴治疗，在前面几章里已经有过介绍，本章就不另作赘述，大家完全可以参照前面的方法进行自我的经穴治疗。

一、长期哮喘老病号，分期治疗是诀窍

哮喘，是一种多发于老年人的常见疾病，但随着现代化程度的增加，哮喘已经不仅仅是老年人的"专利"，而越来越年轻化了。无论是小孩还是老年人，哮喘一旦发作，便苦不堪言，既不能躺，又不能动，感觉自己好像是条被扔到岸上的鱼，氧气是别人的，自己怎么都吸不够。

除了抱个氧气瓶，或者进医院，我们难道就不能做点什么来减轻家人、朋友的痛苦吗？事实上，除了医院的药物治疗和吸氧治疗，我们还可以试试下面的经穴治疗。

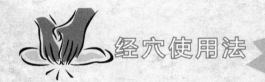 经穴使用法

如何确定各经穴的具体位置，请参见本书第三章。皮肤针及罐法的具体操作请见本书第四章第四、第五节。

1. 发作期

①用皮肤针敲打背部大椎穴（图223）、定喘穴（图225）、肺俞穴（图247）。使其微出血后拔罐，并留罐5分钟。

②用钝圆小棍点按天突穴（图220）、膻中穴（图229）、足三里穴（图279）各30次。

③揉按内关穴（图260）、尺泽穴（图265）、太溪穴（图291）各30次。

④顺肺经循行路线由肩向手指尖推理各5次（图96），再沿胃经和胆经的循行路线从膝部沿小腿前外侧和外侧向足部推理各5次（图164）。

2. 缓解期（未发作期）

生活中，许多哮喘患者只重视发作期的治疗，事实上，对于哮喘病人来说更重要的是缓解期的治疗。如果在缓解期能很好的加强肺和肾的功能，就有可能阻止哮喘的发作。

缓解期的具体操作方法请参见第一章第二节内脏器官的保健中肺和肾的保健。

皮肤针要敲打的穴位处，要记得先用体积分数为75%的酒精消毒哦！

二、胸胁疼痛药难找，点穴擦身早早好

人到中老年后，运动量越来越小，坐的时间远比活动的时间长，加上本身的阳气处于衰减状态，因此，时刻运行全身的气机也常常不太畅通。常因为某一个动作而突然出现岔气，而岔气最易发生的部位就是胸胁部。

除此之外，还可能由于某些外伤导致胸胁部疼痛，这种疼痛并不剧烈但却缠绵难愈，总感觉有什么东西堵在了胸胁部，但找不到解决的好办法。

那么，试试下面的经穴按摩吧！

经穴使用法

（如何确定各经穴的具体位置，请参见本书第三章；艾灸法和罐法的具体操作请见本书第四章第三、第五节）

①用手指揉胸部的膻中穴（图229）、期门穴（图231）、章门穴（图230），腹部的气海穴（图236），下肢部的阳陵泉穴（图296）、悬钟穴（图299）、太冲穴（图295）各30次。

②两手五指分开，顺肋间隙由后上向前下方进行疏理30次（图169）。

③俯卧位，请家人在背部的肝俞穴（图249），和体侧部的章门穴（图230）处拔罐。

④疼痛处尚可用艾条温和灸，并轻轻摸揉至疼痛缓解。

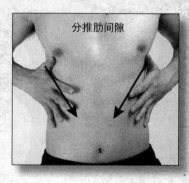

分推肋间隙

图169

在进行上述治疗前，一定先要排除骨折或内脏器官的病变！

三、胆囊结石或发炎，点穴敲经把病赶

胆结石或慢性胆囊炎的发生常常很隐匿，50%以上的病人除了感觉吃油腻食物后，右上腹有轻微不适、腹泻或消化不良的症状外，并没有特殊异常感觉，只是做体检时，才有所发现。当然，另外一部分症状明显的人会感觉除了右上腹不舒服或疼痛外还有肩背部放射痛。

随着日常生活水平的不断提高，胆囊结石或胆囊炎不再仅仅发生于中老年人，就连几岁大的孩子也可能发生，除了我们在前面一章讲过的预防措施外，当然还需要进行适当的治疗。

经穴使用法

如何确定各经穴的具体位置，请参见本书第三章。

①用钝圆形小棍点按下肢部的阳陵泉穴（图296）、胆囊穴（图297）、悬钟穴（图299）、太冲穴（图295）各30次。

②用手指揉胸胁部的期门穴（图231）、章门穴（图230）以及背部的肝俞穴（图249）各30次。

③两手五指分开，顺肋间隙进行疏理15～30次（图169）。

④两手握空心拳从上向下敲击身体两侧，腿部两侧的胆经3～5遍（图170，图171）。

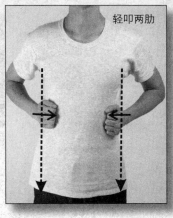

轻叩两肋

图170

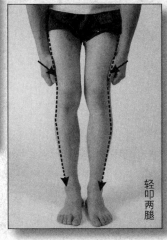

轻叩两腿

图171

四、缺钙受寒腿抽筋，扳腿掐穴止痛灵

中老年人常出现的腿足抽筋又叫做肌肉痉挛，除了钙不足的原因之外，常常还有受凉或血虚的缘故，因此，除了适当补钙外，用经穴治疗的方法，也能有效的解决这个问题。

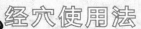
经穴使用法

（如何确定各经穴的具体位置，请参见本书第三章）

①当小腿后部肌肉或足底部肌肉突然痉挛时，自己用手或请家人帮助将前足掌部用力向头部方向扳抵，痉挛可以立刻缓解（图172）。

②痉挛缓解后，可用手指点按腿部的血海穴（图285）、阳陵泉穴（图296）各30次。如为脚底肌肉痉挛，可点按涌泉穴（图293）、揉推足内侧部（足弓下部肌肉）。

③用手掌合力揉捏痉挛部肌肉3分钟（图173），敲击3分钟（图174）。

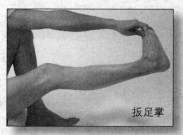

扳足掌

图172

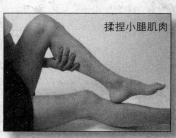

揉捏小腿肌肉

图173

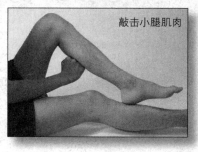

敲击小腿肌肉

图174

五、老年皮肤瘙痒顽，养血祛风身体安

由于中老年人与年轻人的生理基础不同，他们的皮肤瘙痒也与年轻人不同，皮肤上多没有明显的皮疹，发痒多在夜间，瘙痒剧烈时常严重影响睡眠。这种瘙痒多与老年人气血不足有关，因此，切勿胡乱服用清热解毒的药物。那么，除了去找医生外，还有没有什么简单易行的方法呢？您不妨试试下面的方法！

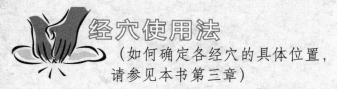

经穴使用法（如何确定各经穴的具体位置，请参见本书第三章）

①用手指按揉下肢血海穴（图285）、足三里穴（图279）、太冲穴（图295）和上肢的曲池穴（图264）各60次。

②在神阙穴（图233）上进行拔罐并留罐5分钟。

③在背部的膈俞穴（图248）、肝俞穴（图249）上拔罐，留罐5分钟（具体操作方法见第四章第五节）。

六、夜尿频频卧难安，温灸强肾过难关

人上了一定年纪，夜里难免出现起夜的情况，但频繁的起夜不但影响睡眠质量，在寒冷的冬季还容易因受凉引起感冒等疾病。对于这个问题似乎没有什么特效药物，却不知道运用经穴治疗既简单又有效。

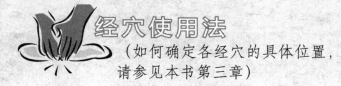

经穴使用法（如何确定各经穴的具体位置，请参见本书第三章）

①用艾条温灸腹部的关元穴（图237）、中极穴（图239）及其旁边的水道穴（图238）各5分钟。

②用手指揉按足三里穴（图279）、三阴交穴（图289）、阴陵泉穴（图286）、太溪穴（图291）各30次。

③用火罐在背部的肾俞穴（图250）、命门穴（图251）、腰阳关穴（图253）闪罐，并留罐5分钟（操作方法见第四章第五节）。

④擦腰骶部50次，擦腹部50次（图155，图156）。

七、老人耳鸣多肾虚，经穴治疗把病祛

通常，上了年纪的人刚开始出现耳鸣的情况都比较轻，而且是时断时续，所以并没有引起自己的重视，等突然有一天发现耳鸣开始影响听力、影响生活了，再回过头来想想，哟，好像这问题已经有好些日子了。这种起病比较缓慢的耳鸣与青年人的耳鸣不太一样，大多是由肾气不足引起的。

随着年龄的增加，我们身体里的能量储备站——肾，和物资储备站——肝，所存储的能量越来越少，为了保证最重要部件的正常运转，不得不减少其他非关键部件的供给，所以，就会出现眼花、耳鸣等等现象了。因此，我们要做的就是尽量补充多一点的能量和物资，供给那些不会危及生命，但却影响生活质量的部件。

如何补充能量呢？试试下面的方法吧！

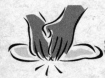

经穴使用法

如何确定各经穴的具体位置，请参见本书第三章。

①口张开，用钝圆小棍按压耳前的凹陷处30次（图175），再用手指点压耳垂后部的凹陷处并揉按30次（图176）。

②搓揉耳廓各50次（图154）。

③手指揉按下肢部三阴交穴（图289）、太溪穴（图291）各60次。

④艾条温灸腹部的关元穴（图237）和后腰部的肾俞穴（图250）各10分钟（具体操作请见本书第四章第三节）。

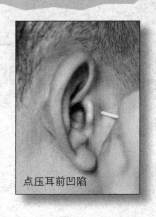

点压耳前凹陷

图175

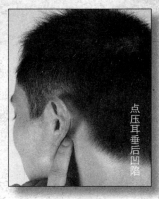

点压耳垂后凹陷

图176

八、肩臂疼痛手难抬，治疗锻炼都要全

肩臂疼痛可以因外伤引起，也可能因受寒所致，这两种原因也可能导致整个肩臂活动受限的肩关节周围炎，俗称"肩周炎"。这种病大多数发生在50岁左右，因此，它还有个比较形象的名字，叫做"五十肩"。

在这个病的初期，是以疼痛为主要表现，不仅仅是肩膀痛，连带整个手臂部的肌肉都会出现比较严重的疼痛，甚至连睡眠都会受到影响，不能侧身睡，手放哪个位置都不舒服等等。几乎所有患者都因为这种较重的疼痛而不敢活动手臂，不让痛手做任何工作，可是这样的结果就是导致肩关节的粘连。粘连后肩关节疼痛倒是减轻了，但手臂的活动范围却严重受限，不能前伸，不能上举，不能背手，严重的连自己的腰带也不能系，就连吃饭也只能用另一只手。

如果不上医院，可不可以治好呢？由于肩周炎本身就有自愈的倾向，如果再加上自己适当的治疗和锻炼，你一定可以少受点疼痛的折磨！

那么还等什么，赶快按下面的步骤一一进行吧！

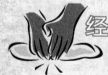 经穴使用法

（如何确定各经穴的具体位置，请参见本书第三章）

①用手指点按肩部的肩髃穴（图273）30次，再将拇指放于肩前的凹陷处，食指放于肩后的凹陷处进行对向挤压30次（图177）。

②揉捏肩部肌肉5分钟（图178）。

③点按曲池穴（图264）、外关穴（图261）、养老穴（图270）各30次。

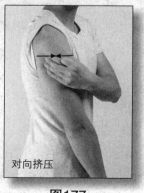

对向挤压

图177

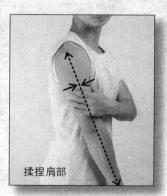

揉捏肩部

图178

④请家人帮助点按天宗穴（图244）、肩井穴（图228），肩颈交界处（图45）各30次。

⑤用艾条温灸肩髃穴（图273）和最痛的部位各10分钟。

⑥请家人帮助活动疼痛的肩部，动作包括前伸、上举、外展、后伸5～10分钟。

⑦活动结束后，请家人帮忙，敲打肩臂部肌肉2分钟（图179），搓手臂2分钟（图180）。

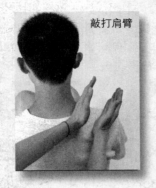

图179

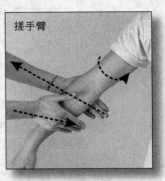

图180

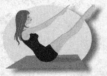

功能锻炼

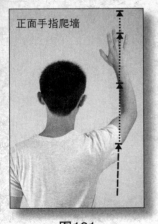

图181

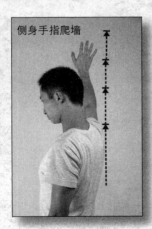

图182

①正面手指爬墙：面对平整的墙壁或门板站立，脚尖与墙壁的距离为15～20厘米，抬起痛手与腰齐平，将手掌贴于墙面，手指不断屈伸做爬行状，带动手掌、手臂向上爬升，直到肩部开始出现较强的疼痛感时再停止爬升。此时不可立即将手臂放下，要在原位置坚持3分钟，待疼痛缓解后，再沿墙壁缓缓放下（图181）。

②侧身手指爬墙：将身体侧面正对墙壁，足外侧沿与墙的距离为15～20厘米，仍做手指爬墙动作，动作要领与步骤①相同（图182）。

③后伸运动：背对有靠背的椅子正面，两足分开，立于椅前，痛手后伸，抓住椅背（尽量不要转身），双腿下蹲下坐，直至肩部感到较强的疼痛时停止下坐，坚持5秒钟后再起立，重复刚才的动作，20～30次（图183）。

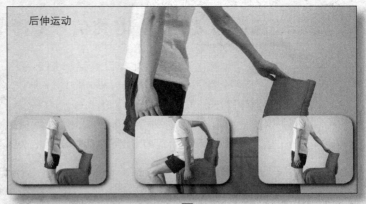

后伸运动

图183

④背手运动：痛手向后背屈曲，用纱巾或长毛巾绑住痛手的前臂或用手抓住纱巾，再以正常手握住纱巾另一端，向下拉伸。背于身后的手臂随即向上吊起，直至疼痛比较强烈后再停止，并停留3~5分钟后，再缓缓放下（图184）。

⑤摸耳运动：用痛手越过头顶部摸另一侧的耳朵（做时，头部尽量处于正立位，不可向痛侧偏斜），15~20次（图185）。

⑥梳头运动：痛手握梳子，从前向后梳理对侧头部，向后时手指尽量触及对侧耳部（图186）。

⑦绕肩运动：手臂屈曲，手指触及肩部，以肩部为中心点，由前向后，再由后向前做旋转运动，运动时要能感觉每个方向的运动都出现疼痛，才能说明运动范围达到要求（图187）。

⑧放松运动：每做完一个运动都应该对肩臂进行放松性的揉捏、敲打。休息3~5分钟后，再继续下一个动作。

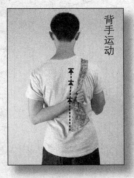

背手运动

图184

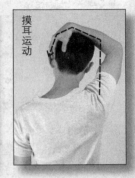

摸耳运动

图185

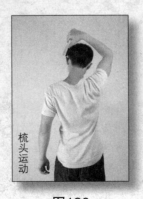

梳头运动

图186

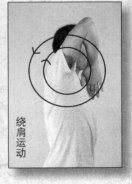

绕肩运动

图187

功能锻炼时一定要克服怕痛情绪，每日锻炼2~3次，否则达不到锻炼的目的！

九、膝部疼痛又无力，老化信号不稀奇

有很多膝关节疼痛的人到医院里拍X线片，得出的结论就是"膝关节退行性改变"。专业的术语不明白，那么换个词大家肯定就能理解了。退行性变，其实就是指老化。

我们无法阻止老化，但至少，我们可以让它老得慢一些，疼痛缓解一些呀，通过经穴治疗和恰当的功能锻炼，我们就可以做到这点。

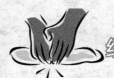

经穴使用法

如何确定各经穴的具体位置，请参见本书第三章。

①点按膝眼穴（图277）、血海穴（图285）、足三里穴（图279）、阳陵泉穴（图296）、委中穴（图303）各30次。

②揉捏大腿部的肌肉，按从上向下的方向分成四组（内侧、前侧、外侧和后侧），每组3～5次。

③推揉小腿胫骨旁的肌肉，揉捏小腿后部的肌肉，从上向下各3～5次。

④用艾条温灸膝眼穴（图277）、足三里穴（图279）、肝俞穴（图249）、肾俞穴（图250），每穴5～10分钟（灸法具体操作请见本书第四章第三节）。

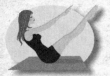

功能锻炼

①静力收缩运动：平卧于床，做大腿前群肌肉的收缩锻炼（肉眼可见大腿前群肌肉的收缩，但下肢并不抬起或屈曲）（图188）。

②伸腿运动：坐于床边或靠背椅上，腘窝部（即膝关节后窝）与床边或椅边平齐，两手扶住床边或椅边，做两小腿抬起伸直的运动15～20次（图189）。

③抬足运动：坐于床边或椅上，两足平放于地，做足背向上抬起的动作（足后跟不离开地面）15～20次（图190）。

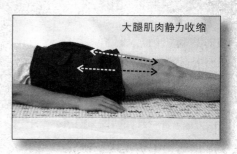

大腿肌肉静力收缩

图188

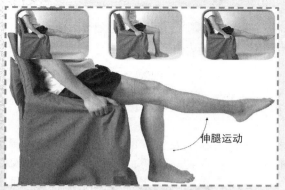

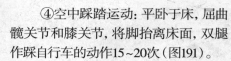

伸腿运动

图189

④空中踩踏运动: 平卧于床, 屈曲髋关节和膝关节, 将脚抬离床面, 双腿作踩自行车的动作15~20次(图191)。

⑤大腿两侧肌肉训练: 正坐位, 身体略向后仰, 两腿绷直悬空, 膝关节不能弯曲, 作两腿分开、合拢运动, 每次10~20个, 每天2次(图192)。

⑥下蹲运动: 双臂抱于胸前或双手扶住一固定物体, 做缓慢的下蹲动作, 尽量达到膝关节屈曲的最大限度后, 停顿5秒钟, 再缓缓站起(此项动作, 应在疼痛减轻后再做)(图193)。

⑦放松运动: 用手捏揉, 或空心拳敲击或拍打已锻炼部位的肌肉3分钟。

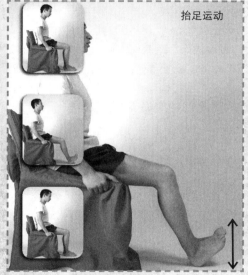

抬足运动

图190

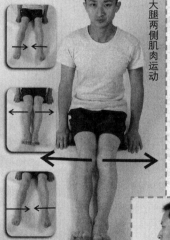

大腿两侧肌肉运动

图192

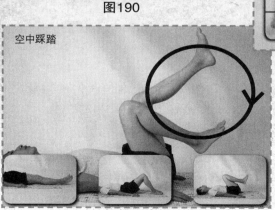

空中踩踏

图191

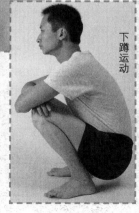

下蹲运动

图193

> 每个锻炼动作结束后，都要认真做腿部肌肉的放松运动并适当休息几分钟，再做下一个动作。

十、足跟疼痛找阿是，点压温灸来帮助

足跟痛，从外表看起来不红也不肿，但痛起来却让人连行走也不能。操劳了一辈子的老年朋友们总算退休了，终于有大把的时间可以出去玩玩了，可足后跟却又开始唱反调了。好吧，远地儿不去，就和朋友在附近走走总成了吧，可走不了几步，疼痛就从脚底冒了上来。严重时就连站立也会有针刺样疼痛。去医院检查吧，有的人，X线片一拍，哟! 长了骨刺! 有的人，什么检查都做过了，却还是找不到原因。

其实呀，无论是长了骨刺，还是没长骨刺，这足跟痛都与人体的肾气、肾精有关。随着年龄的增加，人的肾气、肾精也处于不断衰减的状态，再加上气血运行缓慢，身体的"垃圾"常不能及时排除，有的就会逐渐堆积在人体的最低位置——足跟部，行成局部的瘀滞，从而稍受压迫便会产生疼痛。

那么，除了服药以外，还有没有办法来减轻或消除这种疼痛呢? 您只需按下面的方法每天坚持做，便会有意想不到的收获!

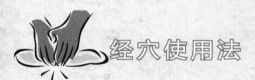 经穴使用法

如何确定各经穴的具体位置，请参见本书第三章。

①手握拳对整个脚掌进行敲击2分钟以上，再重点敲击足跟部2分钟（图104）。

②找到足跟部的阿是穴（即最痛的一点），用钝圆小棍稍用力点压痛点3~5分钟。

③将艾条点燃在最痛点做雀啄灸10分钟。

④再用手搓捏整个足部3分钟。

⑤除以上方法外，请按照第一章第二节中"维护我们的生命之门——肾的保健"中介绍的方法进行治疗，以达到治病治根的目的。

⑥每日用热水烫烫脚，也是必修的功课哦!

十一、中风后遗行不便，经络俞穴自己练

无论是脑出血或脑梗死，90%以上的患者都会多多少少留下些后遗症，比如语言

不清、流涎、吞咽困难、肢体运动障碍等。如果能在医院接受系统的康复治疗和训练当然更好，但若因各种原因无法接受专业的治疗和训练，就需要家里人的耐心帮助了。请认真按照下面的方法进行自我调整，您的生活质量一定会得到很大提高！

1. 头面部症状

（口角歪斜、流涎、吞咽困难、语言不清）

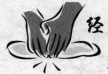 经穴使用法

（如何确定各经穴的具体位置，请参见本书第三章）

①用钝圆小棍点压口角的地仓穴（图216）、唇下的承浆穴（图217），面侧部的颊车穴（图215）、牵正穴（图214），颌下的廉泉穴（图218）、天突穴（图220），上肢部的合谷穴（图258）、内关穴（图260），下肢部的照海穴（图292）、内庭穴（图281）、太冲穴（图295），各30次。

②每次选择3~5个穴位进行艾条温灸，每次5分钟。

③手掌同时轻擦面部2分钟。

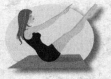 功能锻炼

①张口伸舌运动：口尽量张大，将舌头尽量外伸，停留2秒再回缩至口腔内，20~30次。

②舌体运动：闭口，舌在口中做上下左右运动，30~50次。

③空口吞咽运动：闭口，口内不含任何东西，用力做吞咽动作20~30次。

④咬合运动：找一节长约4厘米的空心橡胶管，消毒后，用清水冲洗干净放入口中，用力咬橡胶管30~50次。

⑤发音训练：将100字左右的小文章，以病人能看见的字体大小打印在纸上，让病人尽量大声念出来，1~3遍。

2. 肢体症状

 **经穴使用法**

（如何确定各经穴的具体位置，请参见本书第三章）

①上肢部：用手指点按肩井穴（图228）、肩髃穴（图273）、曲池穴（图264）、外关穴（图261）、内关穴（图260）、合谷穴（图258）各30次。

②揉捏上肢部肌肉3~5分钟，搓抖上肢部各2分钟（图178，图180）。

③做肩部的前伸、上举、后伸、后背运动各5~10次，再做肘关节的屈伸、旋转运动各5~10次，再做腕关节的屈伸、旋转运动5~10次。

上肢部治疗与锻炼方法可参见本章本节第八条"肩臂疼痛"的介绍。

④下肢部：用手指揉按足三里穴（图279）、委中穴（图303）、血海穴（图285）、三阴交穴（图289）、阴陵泉穴（图286）、阳陵泉穴（图296）、太溪穴（图291）、太冲穴（图295），各30次。

⑤双手揉捏下肢肌肉5~10分钟，再用空心拳从上向下敲击大腿前后、内外侧肌群和小腿的前后侧肌群3~5次。

⑥分别做髋关节、膝关节和踝关节的屈伸、旋转运动各5~10次（图188~图193）。

⑦用艾条温灸关元穴（图237）、肾俞穴（图250）、命门穴（图251）、腰阳关穴（图253）各5分钟。

下肢治疗与锻炼方法可参见本章本节第九条"膝部疼痛"的介绍。

中风后遗患者的康复情况，很大程度取决于家人的关心和耐心程度，如果家人能帮助病人按照以上步骤，每日做2次，那么，病人的肢体及语言功能是有可能恢复的。最重要的就是要坚持！

第六节　常见突发病症应对

外出旅行或办公，常常可以遇到一些比较紧急的突发事件，这时，能不能给他们一些帮助，使得受伤或病倒的人能够得到正确及时的救治，渡过难关呢？

当然，作为非专业人士，我们能做的不多，但至少，可以为抢救或治疗争取更多的时间。如果遇上了，请伸出援助之手吧！

一、晕车晕船不好受，提前准备解苦痛

车、船、飞机是现代化的交通工具，要出远门总免不了要用上。但总有少数人会对它们"过敏"，以至于不敢出外旅行。笔者也曾经有过晕车晕船的经历，所以很清楚它的难受滋味，那么有没有什么方法可以对付这讨厌的头晕和恶心呢？

①首先，乘车（船）之前的饮食不能太油腻，有条件的，在饭后2小时再乘车（船），如果时间不允许，应吃少量清淡食物，随身带上一点酸话梅、陈皮之类的小食品，或新鲜橘皮，如有不舒服的感觉，可将话梅或陈皮放入口中慢慢含化，或嗅闻新鲜橘皮。

②将生姜切成2~3毫米的薄片3片，用伤湿止痛膏分别固定于神阙穴（图233）和双侧内关穴（图260）上。若有不舒服的感觉，可隔姜揉按内关穴。

③如遇到已经出现头晕、恶心的人，帮助掐按双侧合谷穴（图258）、内关穴（图260）各3分钟。

二、突然晕倒帮呼救，平卧掐穴边等候

▲ ▲ ▲ ▲

　　遇到突然晕倒的人，除了帮助呼叫120外，很多人不知道自己还能做些什么。其实，在等待救护车的这段时间里，我们还有很多可以做的。

　　①如果是夏天，天气炎热，先将晕倒之人抬到通风阴凉之处平卧。如果是较寒冷的冬日，尽量抬到平整躺椅或车板之上。

　　②掐按人中穴（图210）1～2分钟，再点按足三里穴（图279）、合谷穴（图258）和内关穴（图260）各3分钟。

　　③情况不太严重的病人，如中暑、虚脱的人，经上述处理会很快清醒，此时，有条件的可灌服100毫升左右的温热糖开水（糖尿病患者除外）。

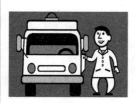

　　　若经上述处理仍未清醒或好转，表示病情较重，应尽快送医院急救！

三、心脏有病突发作，求救寻药掐穴道

▲ ▲ ▲ ▲

　　遇到突发心脏病的人，除了立即呼叫120以外，可以在其衣裤袋或随身提包里寻找有无"速效救心丸"之类的急救药品，如找到，请立刻取出4～6粒，放于他的舌下。除此之外，我们还可以给他掐掐经穴。

①掐按双侧内关穴（图260），手指重重压下，再抬起，再压，再抬，如此反复2分钟。

②按揉膻中穴（图229）1分钟。

③将病者一侧手指并拢，伸入另一侧腋下，使食指刚好位于腋窝下，沿小指外沿画一横线，该线与身体侧面正中线的交叉点为心脏急救穴。用手指点按此穴2分钟（图194）。

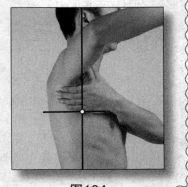

图194

部分病人，通过以上处理可在救护车来到之前缓解，即便不能缓解，也会对稳定病人的病情有所帮助！

四、急性腰扭伤
▲ ▲ ▲ ▲ ▲

我们在工作或旅行中时常会遇到因为姿势不正确或用力不当引起的急性腰扭伤的病人，由于发作很急，疼痛很严重，通常都直接入院进行治疗。但若遇到就医不方便的情况，我们通过经穴治疗还是可起到一定的缓解作用。

①如果在野外，先掐按人中穴（图210），手部的腰痛穴（图276）各60次。

②在按压穴位的同时，请伤者配合缓慢活动腰部。

③如果在室内有床的情况下，可令伤者俯卧，用手掌大鱼际揉腰部3分钟，推揉背三线各3遍（图40）。

④分别找到最痛点（即阿是穴）、肾俞穴（图250）、腰阳关穴（图253）和腿部的委中穴（图303），并点压该点60次。

⑤再用大鱼际揉理背三线各3次。

⑥用空心掌敲打腰部20次（图70）。

五、急性踝关节扭伤
▲ ▲ ▲ ▲ ▲ ▲ ▲

　　在登山或上下楼梯不小心时，会造成踝关节的急性扭伤，如果初期处理得当，就为之后的康复打下了良好的基础，可以缩短恢复时间，反过来，如果处理不正确，以后的恢复时间会延长，而且恢复起来较困难。

　　那么初期（48小时以内）要注意的有以下几点：

　　①首先要冷敷处理：用冷水浸透毛巾，若能找到冰块，就用毛巾把冰块包好，用较平整的一面放置于扭伤部位，一手稍加力压住，过几分钟再换一面，或重新用冷水浸湿，拧干后再敷。

　　②坐位时，伤肢应抬高平放，不宜下垂。

　　③揉按足三里穴（图279）、阳陵泉穴（图296）各30次，再将四指并拢，沿这两个穴位向下平推至足尖（注意推到伤处时不要用力）。

　　④48小时之后，可用活血的药酒推拿、揉按足三里穴（图279）、阳陵泉穴（图296）、太溪穴（图291），以及阿是穴（即疼痛点）各30次。

　　⑤一手握住踝关节，一手握住前足掌，做踝关节各方向的运动，活动范围不宜过大。

　　⑥穿软底鞋，少行走，禁跳跃，多休息。

　　　48小时之内不可用热水敷脚，不可用力按摩！有条件就要上医院进行正规治疗。

【第三章】
神秘穴位真实化
——穴位简便找寻法、穴位作用及用力方向指导

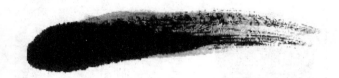

穴位总是神秘的，经络还是见不着也摸不着的，那些密密麻麻的分布于全身的小黑点，看着就让人头疼，没经过专业学习如何知道穴位在哪里呀！　别急，本章用详细的文字说明和直观的照片，教你轻松找到！

第一节　头部常用有效穴

一、百会穴

1. 如何找到百会穴

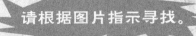

请根据图片指示寻找。

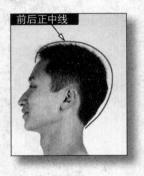

图195

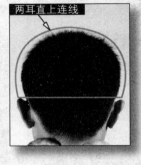

图196

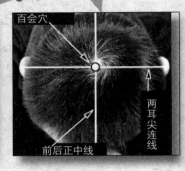

图197

（1）在头顶部。

（2）找到两眉头连线的中点和后头颈交界部的中点，在两点之间画一条连线。

（3）找到两只耳朵的最高点，并在两个最高点之间画一条连线。两条连线的交叉点，即为百会穴（图197）。

2. 百会穴有什么作用

（1）治疗病症：头痛，眩晕，梅尼埃综合征，失眠，癫狂，内脏下垂（胃下垂、肝下垂、肾下垂、子宫下垂、脱肛），血压异常（低血压、高血压），阳虚腹泻，小儿遗尿。

（2）预防疾病：中风，健忘，眩晕，老年痴呆。

3. 按摩时用力方向及注意事项

（1）用力方向：垂直于皮肤向下用力。

（2）注意事项：小儿囟门未闭合前，禁止按摩、针刺！

二、四神聪穴

1. 如何找到四神聪穴

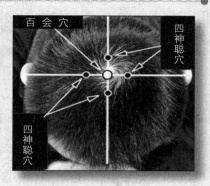

图198

请根据图片指示寻找。

（1）在头顶部，百会穴周围，共四个。

（2）在百会穴前后左右各1.5~2.0厘米处（成人），小儿0.9~1.5厘米处即为四神聪穴。

2. 四神聪穴有什么作用

（1）治疗病症：头痛，眩晕，失眠，多梦，中风后遗症，神志异常，精神错乱，健忘，癫痫，脑瘫，癔症。

（2）预防疾病：缓解头部疲劳，减缓紧张情绪，预防中风、强压力学习和工作所致焦躁、狂躁。

3. 按摩时用力方向及注意事项

（1）用力方向：垂直于皮肤向下用力。

（2）注意事项：小儿囟门未闭合前，禁止按摩、针刺！

三、风池、风府穴

1. 如何找到风池、风府穴

请根据图片指示寻找。

（1）在头后侧，头颈交界处。

（2）向前低头，颈部两侧肌肉的起始端与头形成的两侧凹陷处为风池穴（左右各一）。

（3）在后项部正中线，两侧风池穴连线的交叉点，为风府穴。

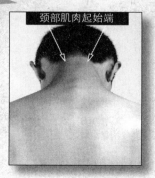

图199

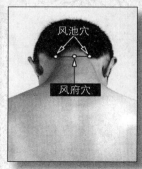

图200

2. 风池、风府穴有什么作用

（1）治疗病症：头风（头痛、头晕），摇头，中风后遗症，帕金森病，癫痫，感冒，耳鸣，耳聋，颈项强痛，落枕，红眼病，眼花，迎风流泪，眼睛痒痛，麦粒肿，近视，弱视，鼻出血，鼻塞，急慢性鼻炎。

（2）预防疾病：中风，感冒，近视，缓解视疲劳，鼻炎，高血压。

3. 按摩时用力方向及注意事项

（1）用力方向：按摩时应略向前上方的头骨按压。
（2）注意事项：非专业医生严禁针刺此穴位。

四、视区穴（线形穴）

1. 如何找到视区穴

请根据图片指示寻找。

（1）在后头部。
（2）颈部向上摸，头后部有一块横形突起。从横形突起（即枕骨粗隆）向上引两条4厘米左右平行于头部中线、相隔各1厘米的竖线。这两条竖线就是视区穴。

2. 视区穴有什么作用

（1）治疗病症：治疗与眼睛有关的病症，如弱视、近视、斜视等。
（2）预防疾病：近视、散光。

3. 按摩时用力方向

按摩时从横形突起向上方梳理。

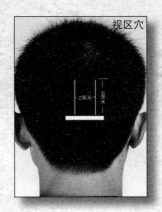

图201

五、安眠穴

请根据图片指示寻找。

1. 如何找到安眠穴

（1）在颈后外侧部。

（2）找到耳后隆起的高骨（乳突）和风池穴（风池穴位置见图200），在两点之间画一条横线，该线的中点即是安眠穴（左右侧各一个穴位，两侧取穴法相同）。

2. 安眠穴有什么作用

治疗失眠，梦多，入睡后易醒，醒后再难入睡。

3. 按摩时用力方向及注意事项

（1）用力方向：点压该穴时向斜上方用力，将该穴向头骨内挤压。

（2）注意事项：按摩该穴手法不宜过重，应用轻柔手法。

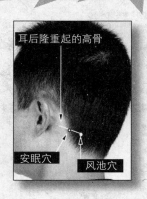

图202

六、太阳穴

1. 如何找到太阳穴

（1）在头部两侧。

（2）眉梢延伸线与外侧眼角延伸线交界点的凹陷。眉梢到耳朵之间大约三分之一的地方，用手触摸最凹陷处，即是太阳穴（左右各一个穴位，两则取穴法相同）。

请根据图片指示寻找。

2. 太阳穴有什么作用

（1）治疗病症：头痛，偏头痛，牙痛，眼病（视力减退、视物昏花、用眼疲劳、眼睛充血）发热，高血压。

（2）预防疾病：脑部疲劳，眼部疲劳，注意力分散。

3. 按摩时用力方向及注意事项

（1）用力方向：垂直于皮肤向下用力。

（2）注意事项：严禁重力击打该穴。

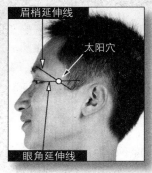

图203

七、率谷穴

1. 如何找到率谷穴

（1）在头部侧面。

（2）耳廓的最高点垂直向上2.5厘米左右，为率谷穴。

2. 率谷穴有什么作用

治疗和预防头痛，偏头痛，眩晕。

3. 按摩时用力方向

垂直于皮肤向下用力。

请根据图片指示寻找。

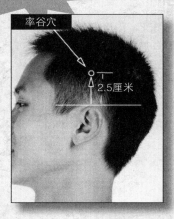

率谷穴

2.5厘米

图204

八、完骨穴

1. 如何找到完骨穴

（1）在头部侧后方，耳后。

（2）耳后方有一突出的骨突，称为乳突，紧贴乳突后有一小凹陷。该凹陷处即为完骨穴。

2. 完骨穴有什么作用

（1）治疗病症：头痛，颈项强痛，牙痛。

（2）预防疾病：颈椎病，头痛。

3. 按摩时用力方向及注意事项

（1）用力方向：向内上方的骨突方向用力。

（2）注意事项：用力不宜过大，否则易致皮下出血。

请根据图片指示寻找。

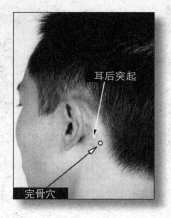

耳后突起

完骨穴

图205

九、攒竹穴

请根据图片指示寻找。

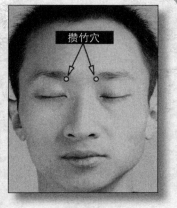

图206

1. 如何找到攒竹穴

在前额部，眉毛内侧头的凹陷处，即是攒竹穴。

2. 攒竹穴有什么作用

（1）治疗病症：前额头痛，面瘫或中风所致闭眼不能，眼睑下垂，眼睛充血，眼皮跳，视力减退，视物晕花，呃逆（扯嗝），急性腰扭伤。

（2）预防疾病：近视，头痛，面部浮肿，黑眼圈。

3. 按摩时用力方向及注意事项

（1）用力方向：垂直于皮肤用力，压向骨的凹陷处。

（2）注意事项：用力不宜过大，否则易致眼部肿胀。

十、睛明穴

1. 如何找到睛明穴

（1）在眼内侧角与鼻梁之间。

（2）眼内侧角稍上方，眼眶内侧凹陷处即是睛明穴。

2. 睛明穴有什么作用

（1）治疗病症：与眼睛有关的疾病：视力减退，视物模糊，弱视，复视，流泪，畏光，眼睛充血，眼睛肿痛，夜盲，眼皮跳动，眼睑震颤。

（2）预防疾病：近视，眼疲劳，红眼病，黑眼圈。

3. 按摩时用力方向及注意事项

（1）用力方向：垂直于皮肤，压向眼眶内。

（2）注意事项：按压时应避开眼球！原则上不进行灸治。非专业医生严禁针刺该穴！

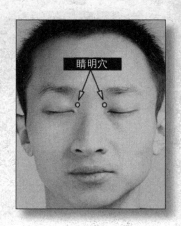

图207

十一、承泣穴

1. 如何找到承泣穴

（1）在眼眶下部。

（2）当眼睛平视正前方时，以瞳孔中点做垂直线，眼球与眼眶之间的凹陷处。即是承泣穴（左右各一个穴位，两侧取穴法相同）。

请根据图片指示寻找。

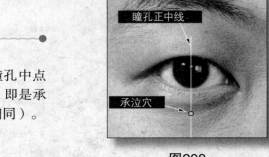

图208

2. 承泣穴有什么作用

（1）治疗病症：视力减退，视物模糊，弱视，复视，流泪，畏光，眼睛充血，眼睛肿痛，夜盲，眼皮跳动，眼睑震颤。

（2）预防疾病：近视，红眼病，眼疲劳，黑眼圈。

3. 按摩时用力方向及注意事项

（1）用力方向：垂直于皮肤用力，点压时应避开眼球。

（2）注意事项：原则上不进行灸治。

请根据图片指示寻找。

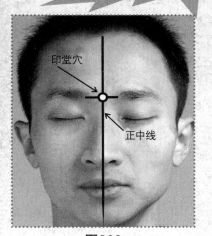

图209

十二、印堂穴

1. 如何找到印堂穴

（1）在面额部。

（2）两眉毛头连线与正中线的交叉点，即是印堂穴。

2. 印堂穴有什么作用

（1）治疗病症：头痛，鼻塞，鼻炎，鼻出血，小儿惊风，失眠，呕吐，呃逆，急性腰扭伤。

（2）预防疾病：晕车，鼻炎。

3. 按摩时用力方向

垂直于皮肤向下用力。

十三、人中穴

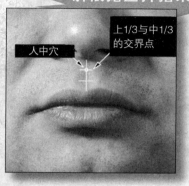

请根据图片指示寻找。

人中穴

上1/3与中1/3
的交界点

图210

1. 如何找到人中穴

（1）鼻与上唇之间。

（2）在鼻与上唇之间画一条直线，并将其分为三等份。

（3）直线的上1/3与中1/3交界点，即是人中穴。

2. 人中穴有什么作用

（1）治疗病症：昏迷，口唇歪斜，惊风，癫痫，狂躁，腰脊强痛。

（2）预防疾病：感冒，鼻炎。

3. 按摩时用力方向及注意事项

（1）用力方向：垂直于皮肤或向鼻根方向用力。

（2）注意事项：该穴位多用掐按的方法，但掐按时间不宜过长，注意避免指甲损伤皮肤。

十四、迎香穴

请根据图片指示寻找。

1. 如何找到迎香穴

（1）在鼻翼的外侧缘。

（2）从鼻翼最突出部位向外侧引一条平行线，该线与鼻唇沟交界处，即是迎香穴。

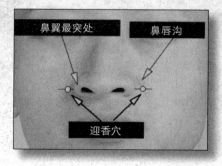

鼻翼最突处

鼻唇沟

迎香穴

图211

2. 迎香穴有什么作用

（1）治疗病症：治疗鼻部疾病，如鼻炎，鼻塞，流涕，不闻香臭等。

（2）预防疾病：感冒，鼻塞。

3. 按摩时用力方向

垂直于皮肤，略向外上方压向颧骨。

十五、鼻通穴

1. 如何找到鼻通穴

在鼻唇沟上端终末，与鼻交界处即是鼻通穴。

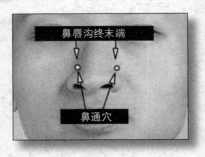

图212

请根据图片指示寻找。

2. 鼻通穴有什么作用

（1）治疗病症：治疗鼻部疾病，如鼻炎，鼻塞，流涕，不闻香臭等。

（2）预防疾病：感冒，鼻塞。

3. 按摩时用力方向

垂直于皮肤向下用力。

请根据图片指示寻找。

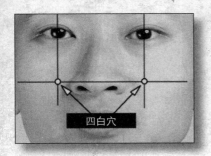

图213

十六、四白穴

1. 如何找到四白穴

（1）面部。

（2）找到鼻尖最突出部位，并向两侧引一条平行线。

（3）两眼直视前方，从两侧瞳孔中央向下各画一条垂直线。

（4）两条垂直线与平行线的交叉点，即是四白穴。

2. 四白穴有什么作用

（1）治疗病症：治疗面部、鼻部、眼部疾病，如面瘫，面肌痉挛，眼部不适，视力减退，鼻塞，流涕等。

（2）预防疾病：黑眼圈，视力下降。

3. 按摩时用力方向

垂直于皮肤向下用力。

十七、牵正穴

1. 如何找到牵正穴

请根据图片指示寻找。

（1）面颊侧部，耳垂前。

（2）从耳垂中点向前引一条平行线。

（3）约在耳垂前1.5厘米处的凹陷处，即是牵正穴。

2. 牵正穴有什么作用

治疗病症：治疗面瘫（口眼㖞斜）。

3. 按摩时用力方向

垂直于皮肤向下用力。

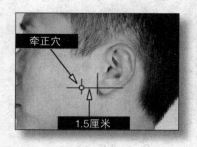

图214

十八、颊车穴

请根据图片指示寻找。

1. 如何找到颊车穴

（1）下颌部。

（2）取穴时，先将牙齿咬紧。此时，下颌部的咬肌会紧张突起。

（3）找到咬肌突起时的最高点，即为颊车穴。

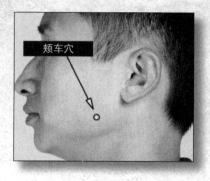

图215

2. 颊车穴有什么作用

治疗病症：牙痛，口眼㖞斜，面肌痉挛。

3. 按摩时用力方向及注意事项

（1）用力方向：垂直于皮肤向下用力。

（2）注意事项：穴位找到后，在用各种方法刺激该穴时，应放松咬肌。

请根据图片指示寻找。

十九、地仓穴

1. 如何找到地仓穴

（1）在嘴唇两侧角。
（2）距唇角约0.5厘米处即是地仓穴。

2. 地仓穴有什么作用

（1）治疗病症：治疗口㖞，牙痛，面肌痉挛。
（2）其他：美容。

3. 按摩时用力方向及注意事项

（1）用力方向：垂直于皮肤向下用力。

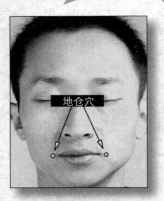

图216

二十、承浆穴

1. 如何找到承浆穴

（1）在下嘴唇之下。
（2）下嘴唇向下的凹陷与正中线的交叉点，即是承浆穴。

2. 承浆穴有什么作用

（1）治疗病症：口唇歪斜，口唇震颤，口唇生疮，牙齿肿痛，流涎（流口水），落枕。
（2）预防疾病：防止脸部肌肉松弛。

3. 按摩时用力方向

垂直于皮肤，压向下齿。

请根据图片指示寻找。

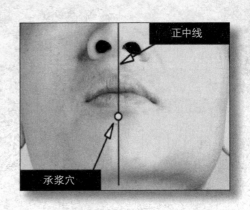

图217

第二节　肩颈部常用有效穴

一、廉泉穴

请根据图片指示寻找。

1. 如何找到廉泉穴

（1）在头颈部前下方。

（2）仰头，在头与颈部连接处画一横线，与人体前正中线的交叉点，即是廉泉穴。

2. 廉泉穴有什么作用

治疗病症：舌强不语，舌下肿痛，流涎，突发性失音，中风所致言语不利，吞咽困难，呛咳，咽痒。

3. 按摩时用力方向及注意事项

（1）用力方向：向后上方用力。

（2）注意事项：用力不可过大。

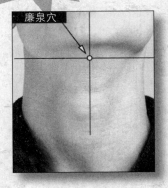

图218

二、天突穴

请根据图片指示寻找。

1. 如何找到天突穴

（1）在颈前下部。

（2）在两锁骨之间，胸骨上窝中央凹陷处即是天突穴。

2. 天突穴有什么作用

治疗病症：咳嗽，气喘，胸痛，咽喉肿痛，中风后语言不利，失音，梅核气，急、慢性咽炎，支气管炎，食管炎，甲状腺功能亢进。

3. 按摩时用力方向及注意事项

（1）用力方向：点压该穴应向内下挤压。

（2）注意事项：点压该穴不可向内后方过重挤压。

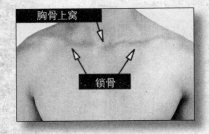

图219

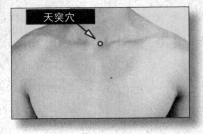

图220

三、大椎穴

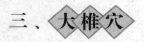

请根据图片指示寻找。

1. 如何找到大椎穴

（1）在后颈部下端，身体正中线上。

（2）低头，找到颈部最突出的脊骨，用手按在该骨上，左右转动头部，若手下之骨随头转动，该骨即为第七颈椎，该高骨之下的凹陷，即为大椎穴。

（3）如该骨不随头而动，则该高骨之上的凹陷处，为大椎穴。

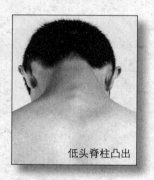

低头脊柱凸出

图221

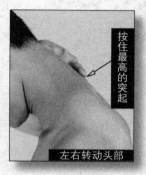

按住最高的突起

左右转动头部

图222

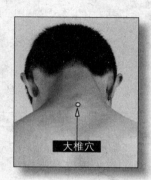

大椎穴

图223

2. 大椎穴有什么作用

（1）治疗病症：热病（高热、惊厥），手足心发热，心烦，疟疾，咳嗽，气喘，气紧，项强，肩背痛，腰脊强，角弓反张，小儿惊风，癫狂痫症，疲乏，中暑，呕吐，风疹。

（2）预防疾病：提高机体免疫力，可预防红白细胞减少症，放、化疗术后的副作用，高血压，感冒，哮喘。

3. 按摩时用力方向及注意事项

（1）用力方向：垂直于皮肤向下用力。

（2）注意事项：皮肤针叩刺时避免敲在突起的骨突上。

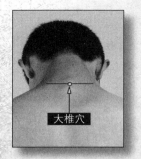

图224

四、定喘穴

请根据图片指示寻找。

1. 如何找到定喘穴

（1）在后颈部，大椎穴两侧。

（2）找到大椎穴，并向两侧延伸画一条横线。

（3）在大椎穴两侧延伸线上，距大椎穴左右各1.2厘米（成人）或0.8～1.0厘米（小儿）处，即是定喘穴。

2. 定喘穴有什么作用

（1）治疗病症：咳嗽，气紧，急慢性哮喘，过敏性哮喘，气管炎，急慢性支气管炎，颈项强痛，脊背强痛。

（2）预防疾病：咳嗽，哮喘。

3. 按摩时用力方向

垂直于皮肤向下用力。

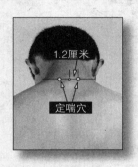

图225

五、百劳穴

请根据图片指示寻找。

1.如何找到百劳穴

（1）在后颈部。

（2）在颈正中线向两旁一个大拇指位置处画一条竖线。

（3）再从大椎穴向上4～5厘米处画一条横线。

（4）两条线的交叉点为百劳穴。

2. 百劳穴有什么作用

（1）治疗病症：颈项强痛，脊背强痛，颈椎病所致的疼痛，头晕，下肢无力，过度劳累所致的身软疲乏。

（2）预防疾病：颈椎病

3. 按摩时用力方向

垂直于皮肤向下用力。

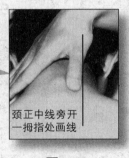

颈正中线旁开
一拇指处画线

图226

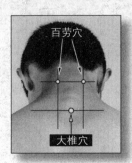

图227

六、肩井穴

1. 如何找到肩井穴

（1）在肩部两侧。

（2）先找到大椎穴，再找到肩上部最突出的高点，两点之间画一条横线，该线的中点即是肩井穴。

（3）简便法：上臂紧贴胸部，两手于胸前交叉搭肩，中指尖所指之处即为肩井穴。

请根据图片指示寻找。

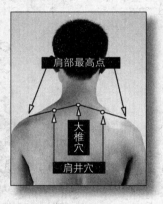

肩部最高点

大椎穴

肩井穴

图228

2. 肩井穴有什么作用

（1）治疗病症：头颈部强痛，肩背疼痛，肩周炎，锁骨及肩部骨折后所致上肢活动不利，疼痛，乳房包块，乳房小叶增生，乳腺炎，颈部淋巴结肿大。

（2）预防疾病：乳房疾病，颈椎病，"电脑肩"，"麻将肩"。

3. 按摩时用力方向及注意事项

（1）用力方向：垂直于皮肤向下用力。

（2）注意事项：体虚之人，该穴的按压不宜过重，否则易引起虚脱、休克。

第三节　胸腹部常用有效穴

一、膻中穴

1. 如何找到膻中穴

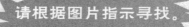

（1）在前胸部，身体正中线上。

（2）在两乳头之间画一条横线，该线与身体正中线的交叉点，即为膻中穴。

另：女性取此穴时应采取平卧位。

2. 膻中穴有什么作用

（1）治疗病症：咳嗽，急慢性哮喘，过敏性哮喘，急慢性支气管炎，颈项强痛，脊背强痛。

（2）预防疾病：冠心病，气管炎。

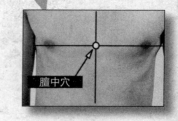

图229

3. 按摩时用力方向及注意事项

（1）用力方向：垂直于皮肤向下用力。

（2）注意事项：该穴的按压不宜过重，否则易致胸骨疼痛。

二、章门穴

请根据图片指示寻找。

1. 如何找到章门穴

（1）在身体侧面。

（2）深吸气，在身体侧面找到前端游离（即没有与其他肋骨接触）的第11肋。

（3）第11肋的前端处，即为章门穴。

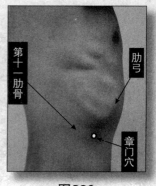

图230

2. 章门穴有什么作用

（1）治疗病症：治疗肝胆疾病、胃肠道疾病，如消化不良，胃胀，胃痛，胆囊炎，胆结石。

（2）预防疾病：肝胆疾病。

3. 按摩时用力方向及注意事项

（1）用力方向：垂直于皮肤向下用力。

（2）注意事项：非专业医生严禁针刺该穴。

三、期门穴

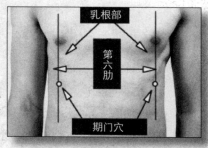

图231

1. 如何找到期门穴

（1）在下胸部。

（2）乳根部正平第五肋，向下找到第六肋间隙。

（3）经过两乳头的中点分别向下各引一条垂直线。

（4）两条垂直线与第六肋间隙的交叉点，即是期门穴。

2. 期门穴有什么作用

（1）治疗病症：治疗肝胆疾病，如情绪异常，胃胀，腹胀，胆囊炎，胆结石，胸胁疼痛等。

（2）预防疾病：肝胆疾病。

3. 按摩时用力方向及注意事项

（1）用力方向：垂直于皮肤向下用力。

（2）注意事项：非专业医生严禁针刺该穴。

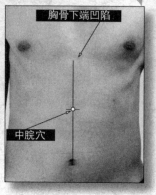

图232

四、中脘穴

1. 如何找到中脘穴

（1）在上腹部。

（2）两侧乳房中间偏下有一明显凹陷（即胸骨下端凹陷），凹陷的上方和下方均为较硬的骨板。

（3）找到此凹陷后，从凹陷处向下至脐部引一条垂直线。该线的中点，即是中脘穴。

2. 中脘穴有什么作用

（1）治疗病症：胃痛，呕吐，反酸，腹胀，腹泻，消化不良，食欲下降。

（2）预防疾病：消化不良，厌食，产后缺乳，糖尿病。

3. 按摩时用力方向及注意事项

（1）用力方向：垂直于皮肤向下用力。

（2）注意事项：该穴的按压宜轻柔，不宜过重。

五、神阙穴

1. 如何找到神阙穴

在腹部，肚脐中央即为神阙穴。

2. 神阙穴有什么作用

（1）治疗病症：腹痛，腹胀，腹泻，呃逆，脱肛，水肿，虚脱。

（2）预防疾病：中风，消化不良，腹泻，腹腔疾病。

3. 按摩时用力方向及注意事项

（1）用力方向：多用手掌做回旋按摩。

（2）注意事项：不可直接用手指戳入穴内用力点按。

请根据图片指示寻找。

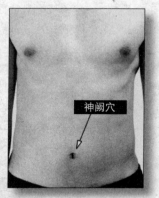

图233

六、天枢穴

1. 如何找到天枢穴

（1）在腹部。

（2）与神阙穴平齐，左右旁开三横指处，即为天枢穴。

2. 天枢穴有什么作用

（1）治疗病症：腹胀，腹痛，腹泻，便秘，肠鸣，肥胖，月经不调，子宫肌瘤，卵巢囊肿。

（2）预防疾病：胃肠道疾病，手术后腹胀，便秘，糖尿病。

3. 按摩时用力方向

垂直于皮肤向下用力或回旋按摩。

请根据图片指示寻找。

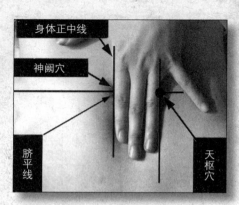

身体正中线

神阙穴

脐平线

天枢穴

图234

七、水分穴

1. 如何找到水分穴

（1）在上腹部，中脘穴下，肚脐之上。

（2）先根据图232找到中脘穴。

（3）从中脘穴向下至肚脐画一条垂直线，并将该线划分为四等份。

（4）从肚脐向中脘穴的四分之一处，即是水分穴。

2. 水分穴有什么作用

（1）治疗病症：腹泻，水肿。

（2）预防疾病：胃肠道疾病。

3. 按摩时用力方向

垂直于皮肤向下用力或回旋按摩。

请根据图片指示寻找。

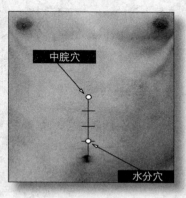

图235

八、气海穴

1. 如何找到气海穴

（1）在下腹部正中线上。

（2）摸到耻骨边缘部中点，将该点与神阙穴连线，并将该线平分成五等份。

（3）第二等份的中点即为气海穴。

请根据图片指示寻找。

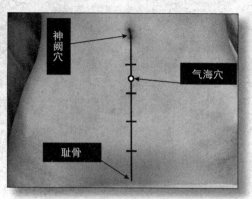

图236

2. 气海穴有什么作用

（1）治疗病症：腹痛，腹胀，腹泻，便秘，遗尿，疝气，遗精，月经不调，闭经，痛经，带下病，子宫肌瘤，卵巢囊肿，虚脱。

（2）预防疾病：妇科疾病（痛经，盆腔炎，子宫肌瘤等），流产后遗症，不孕，不育，性欲低下，腹部手术后遗症。

3.按摩时用力方向

垂直于皮肤向下用力或回旋按摩。

九、关元穴

1. 如何找到关元穴

（1）在下腹部正中线上。

（2）摸到耻骨边缘部中点，将该点与神阙穴连线，并将该线平分成五等份。

（3）在第三等份与第四等份的交界处即为关元穴。

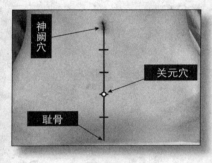

图237

2. 关元穴有什么作用

（1）治疗病症：腹胀，腹痛，腹泻，便秘，遗尿，小便频数，遗精，阳痿，疝气，月经不调，带下病，不孕，不育，虚脱，消瘦，休克。

（2）预防疾病：妇科疾病，男科疾病，腹部手术后遗症，放、化疗后副作用。

3. 按摩时用力方向及注意事项

（1）用力方向：垂直皮肤向下用力或回旋按摩。

（2）注意事项：按摩时应排空小便。

请根据图片指示寻找。

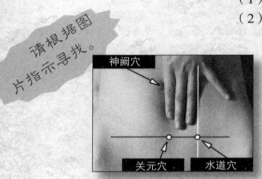

图238

十、水道穴

1. 如何找到水道穴

（1）在腹部关元穴旁。

（2）先按图237找到关元穴，再从关元穴向两侧引一条横线。

（3）并拢三指，食指置于腹部正中线上，再沿小指侧画一条直线。

（4）两条线交叉点即是水道穴。

2. 水道穴有什么作用

（1）治疗病症：腹胀，腹痛，小便不利，疝气，肥胖等。

（2）预防疾病：肥胖，前列腺病症。

3. 按摩时用力方向及注意事项

（1）用力方向：垂直于皮肤，向下用力或回旋按摩。

（2）注意事项：按摩时应排空小便。

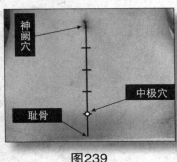

图239

十一、中极穴

1. 如何找到中极穴

（1）在下腹部。

（2）摸到耻骨边缘部中点，将该点与神阙穴连线，并将该线平分成五等份。

（3）在第四等份与第五等份的分界点即是中极穴。

2. 中极穴有什么作用

（1）治疗病症：腹胀，腹痛，腹泻，便秘，遗尿，小便频数，遗精，阳痿，疝气，月经不调，带下病，不孕，不育，子宫肌瘤，卵巢囊肿，子宫脱垂，子宫内膜异位症。

（2）预防疾病：妇科疾病，男科疾病。

3. 按摩时用力方向及注意事项

（1）用力方向：垂直于皮肤向下用力或回旋按摩。

（2）注意事项：按摩时应排空小便。

十二、子宫穴

请根据图片指示寻找。

1. 如何找到子宫穴

（1）在下腹部两侧。

（2）以中极穴为中心向两侧画一条延伸线。

（3）并拢四指，食指侧置于腹部正中线上，再沿小指侧画一条直线。

（4）两条线的交叉点即是子宫穴。

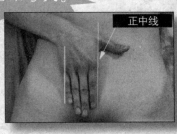

图240

2. 子宫穴有什么作用

（1）治疗病症：妇科疾病，如：月经不调，闭经，痛经，子宫肌瘤，子宫内膜异位症，不孕等。

（2）预防疾病：妇科疾病。

3.按摩时用力方向及注意事项

（1）用力方向：垂直于皮肤向下用力或回旋按摩。

（2）注意事项：按摩时应排空小便。

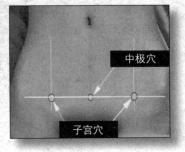

图241

第四节　背腰部常用有效穴

请根据图片指示寻找。

一、背三线

1. 如何找到背三线

（1）在背部。

（2）沿身体正中画一条垂直线，此为第一线（正中线）。

（3）沿肩胛骨内侧向下画一条垂直线，此为第三线。

（4）找到前两条垂直线连线的中点。

（5）经此中点向上下画垂直延伸线，该线为第二线。

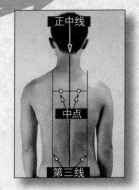

图242

2. 背三线有什么作用

（1）治疗病症：治疗五脏六腑疾病。

（2）预防疾病：消除疲劳，强身健体，防止疾病发生，减缓衰老。

3. 哪些方法可以用于该穴

揉、推、搓、温灸、拔罐。

4. 按摩时用力方向及注意事项

（1）用力方向：上下来回。

（2）注意事项：体虚之人宜由下而上，壮实之人宜由上而下。

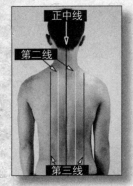

图243

二、天宗穴

请根据图片指示寻找。

1. 如何找到天宗穴

（1）在肩背部。

（2）将两手后背，突出肩胛骨（扇子骨、宣盘骨），找到肩胛下角和肩胛冈。

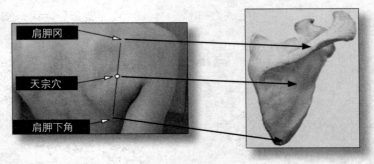

图244　　　　　　　　　　图245

（3）将肩胛冈和肩胛下角做一连线，该连线的中点（相当于肩胛下窝中点），即为天宗穴。

（4）简便法（适宜于体瘦之人）：左手搭右肩上，右手从左侧腋下绕过，向上摸肩，中指下的凹陷处，即是天宗穴（左右取穴法相同）。

2. 天宗穴有什么作用

（1）治疗病症：肩颈部酸痛，肩周炎，颈椎病，"麻将肩"，"电脑肩"等多种肩颈部疾病。

（2）预防保健：可预防肩周炎，颈椎病，有丰胸作用。

3. 按摩时用力方向及注意事项

（1）用力方向：垂直于皮肤向下用力。

（2）注意事项：该穴较为敏感，宜轻柔按压，不宜过重。

三、风门穴

1. 如何找到风门穴

（1）在上背部的背二线上，请先按图243找到背二线。

（2）第二胸椎棘突（请先按图222找到第七颈椎和第一胸椎，再依次向下找到第二胸椎）下向两侧引一条平行线。

（3）该平行线与背二线的交叉点为风门穴。

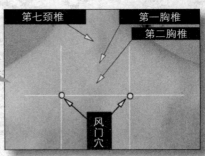

图246

2. 风门穴有什么作用

治疗病症：感冒，肩背疼痛。

3. 按摩时用力方向

垂直于皮肤向下用力或回旋按摩。

四、肺俞穴

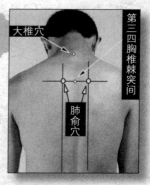

请根据图片指示寻找。

1. 如何找到肺俞穴

（1）在背部第二线上（如何确定第二线的位置，请见图243）。

（2）先找到大椎穴（图223），再依次向下找到第三、第四胸椎，从第3~4胸椎棘突间向两侧作平行延伸线。

（3）该线与背部第二线的交叉点为肺俞穴。

图247

2. 肺俞穴有什么作用

（1）治疗病症：治疗肺部疾病，如感冒，咳喘，气短，胸闷、气紧，支气管哮喘，慢性支气管炎，肺结核，肺脓肿，胸水，肺部感染等。

（2）预防保健：预防感冒，气管炎及其他呼吸道疾病，改善肺功能。

3. 哪些方法可以用于该穴

点、按、揉、推、温灸、拔罐、皮肤针。

4. 按摩时用力方向

垂直于皮肤向下用力。

五、膈俞穴

1. 如何找到膈俞穴

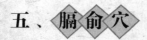

（1）在背部第二线上（如何确定第二线的位置，请见图243）。

（2）找到两侧肩胛下角，做平行连线，该线刚好通过第七胸椎棘突。从第七胸椎棘突下向两侧引一条平行线。

（3）该线与背部第二线的交叉点为膈俞穴。

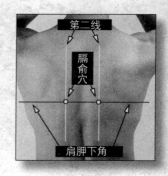

2. 膈俞穴有什么作用

图248

（1）治疗病症：呕吐，呃逆，气喘，咳嗽，吐血，潮热，盗汗，贫血，多种慢性出血性疾病，荨麻疹及其他皮肤病等。

（2）预防保健：预防经前期综合征，调节全身血液循环，改善循环功能。

3. 按摩时用力方向

垂直于皮肤向下用力。

六、肝俞穴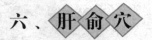

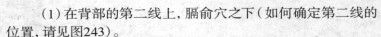
请根据图片指示寻找。

1. 如何找到肝俞穴

（1）在背部的第二线上，膈俞穴之下（如何确定第二线的位置，请见图243）。

（2）找到第七胸椎棘突（如何找到第七胸椎棘突请见图248）后，再向下找到第九胸椎棘突。

（3）从第九胸椎棘突下的凹陷向两侧引平行线，该线与背二线的交叉点，为肝俞穴。肝俞穴向下平行第10、11、12胸椎棘突的交叉点分别为胆俞穴、脾俞穴、胃俞穴。

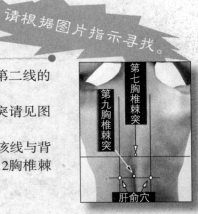
图249

2. 肝俞穴有什么作用

（1）治疗病症：治疗肝胆疾病，眼目疾病以及情志疾病，如慢性肝炎，胆囊炎，目痛，目眩，视力减退，情绪异常，烦躁易怒，脊背痛等。

（2）预防疾病：肝胆疾病，视力下降。

3. 按摩时用力方向

垂直于皮肤向下用力或回旋按摩。

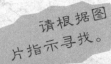
请根据图片指示寻找。

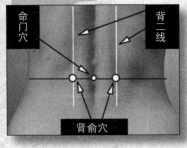
图250

七、肾俞穴

1. 如何找到肾俞穴

（1）在腰部。

（2）从命门穴（如何找到命门穴请见图251）向两侧做平行延伸线。

（3）该延伸线与背部第二线的交叉点，即为肾俞穴（如何确定第二线的位置，请见图243）。

2. 肾俞穴有什么作用

（1）治疗病症：与肾脏有关的多种病症，如排尿困难，小便异常，遗尿，肾功能异常，泌尿道结石，腰部酸软、疼痛，月经不调，白带异常，水肿，耳鸣等；与生殖有关的多种病症，如遗精，性生活不协调等。

（2）预防保健：抗衰老，消疲劳，强精壮骨，改善性生活质量，优生优育，糖尿病。

3. 按摩时用力方向

垂直于皮肤向下用力或回旋按摩。

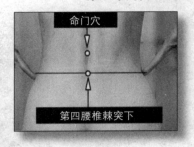

图251

八、命门穴

1．如何找到命门穴

（1）在腰部。

（2）从第四腰椎棘突（请先按图252找到第四腰椎棘突）向上数两个棘突，即第二、第三腰椎棘突间，为命门穴。

2．命门穴有什么作用

（1）治疗病症：腰酸，腰痛，脊强，遗尿，尿频，泄泻，遗精，白浊，阳痿，早泄，赤白带下，胎屡坠，五劳七伤，头晕耳鸣，癫痫，惊恐，手足逆冷，肾脏疾病，小儿夜啼哭，精力减退，疲劳感，老人斑，青春痘等。

（2）预防保健：预防排尿障碍，改善肾功能，缓解疲劳，延缓衰老，强精壮骨。

3．按摩时用力方向

垂直于皮肤，向下用力或回旋按摩。

九、腰阳关穴

请根据图片指示寻找。

1．如何找到腰阳关穴

（1）在腰部。

（2）找到腰两侧髂骨最高点（系腰带处），在两点之间连线，该线与正中线的交界处，为第四、第五腰椎棘突间。

（3）第四、第五腰椎棘突间即为腰阳关穴。

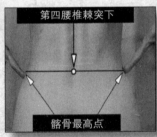

图252

2．腰阳关穴有什么作用

（1）治疗病症：腰骶疼痛，腰以下发凉，下肢痿痹，月经不调，赤白带下，遗精，阳痿，便血等。

（2）预防保健：预防腰腿疼痛，韧带硬化，腹腔脏器疾病。

3．按摩时用力方向

垂直于皮肤向下用力或回旋按摩。

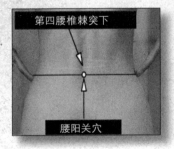

图253

十、腰眼穴

1. 如何找到腰眼穴

请根据图片指示寻找。

（1）在腰部。

（2）先找到腰阳关穴（如何找到腰阳关穴请见图253）分别向两侧作一平行线。

（3）该连线上的两侧凹陷处（在背三线稍外侧），即是腰眼穴（如何找到背三线请见图243）。

2. 腰眼穴有什么作用

（1）治疗病症：治疗腰部疾病，月经不调等。

（2）预防疾病：腰椎病，腰肌劳损。

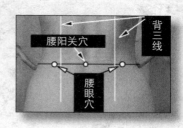

图254

3. 按摩时用力方向

垂直于皮肤向下用力或回旋按摩。

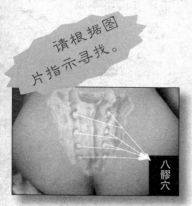

图255

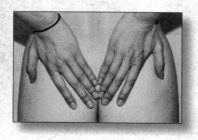

图256

十一、八髎穴

1. 如何找到八髎穴

请根据图片指示寻找。

（1）在后臀部。

（2）将手指并拢，两手置于后臀部中央（两手无名指抵于臀沟顶端），小指靠小指（两小指夹角约30°），两手第三、四指覆盖部位，即为八髎穴。

2. 八髎穴有什么作用

（1）治疗病症：腰骶部疾病，下腰痛，坐骨神经痛，下肢痿痹，小便不利，月经不调，小腹胀痛，盆腔炎，大便不调等。

（2）预防保健：妇科疾病（如痛经），前列腺病变，便秘等。

3. 按摩时用力方向及注意事项

（1）用力方向：垂直于皮肤向下用力或来回推揉。

（2）注意事项：因皮下组织薄，按压宜轻柔，否则易至皮下出血。

第五节　上肢部常用有效穴

一、合谷穴

1. 如何找到合谷穴

（1）在手背第一、第二掌骨之间。

（2）用另一只手的大拇指掌面第一指关节横纹与虎口（拇食的连接部）重合。

（3）将大拇指向第二掌骨方向压下，指尖下即是合谷穴（相当于第二掌骨中点侧位置）。

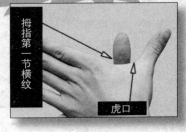

请根据图片指示寻找。

拇指第一节横纹

虎口

图257

2. 合谷穴有什么作用

（1）治疗病症：面瘫，中风所致口眼歪斜，牙痛，舌痛，口角糜烂，鼻塞，鼻出血，脸面肿，恶心，呕吐，胃胀，胃痛，腹痛，月经不调，经闭，催产，发烧无汗，中暑，晕车，手指腕关节疼痛及软组织损伤等。

（2）预防疾病：预防感冒，过敏性鼻炎，慢性鼻炎急发，晕车、船，中风。

3. 按摩时用力方向及注意事项

（1）用力方向：向掌骨内侧方用力。

（2）注意事项：体虚之人，按摩此穴切忌用力过大，否则易晕厥。妇女孕期不宜过度刺激此穴，请在医生指导下进行。

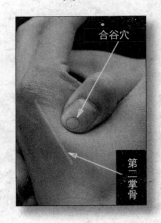

合谷穴

第二掌骨

图258

二、内关穴

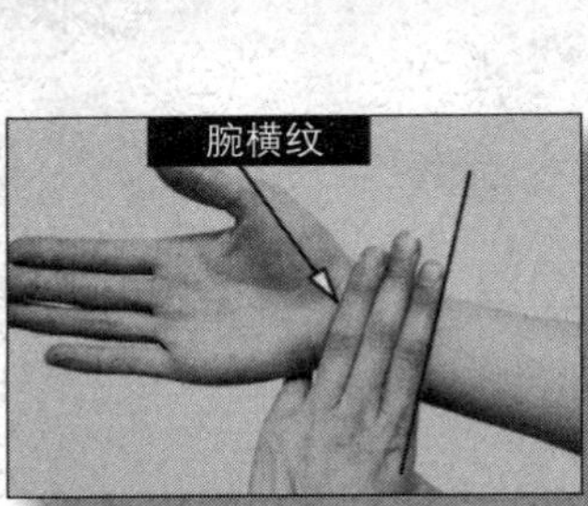

1. 如何找到内关穴

（1）在前臂内侧，找到腕横纹。

（2）将一手食中环三指并拢，任意一指指侧沿与腕横纹重叠，沿指另一侧画一横线。

（3）该横线与两肌腱之间的交点为内关穴。

腕横纹

图259

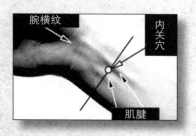

腕横纹

内关穴

肌腱

图260

2. 内关穴有什么作用

（1）治疗病症：心血管系统病症，如心绞痛，胸闷，心动过速，心律不齐。消化系统病症，如恶心，呕吐，胃痛，胃胀，消化不良，腹痛。其他病症，如发热，疟疾。

（2）预防疾病：放化疗后呕吐，心脏病，晕车、船，噩梦。

3. 按摩时用力方向

垂直于皮肤向下用力或回旋按摩。

三、外关穴

1. 如何找到外关穴

（1）在手前臂上。

（2）找到手背腕部的横纹，另一手的三指并拢，无名指边缘紧贴腕横纹。

（3）再沿食指边缘画一条线，该线与手臂正中线的交叉点，即为外关穴。

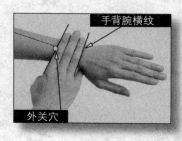

手背腕横纹

外关穴

图261

2. 外关穴有什么作用

治疗病症：颈椎病，耳部疾病，头痛，手臂病痛。

3. 按摩时用力方向

垂直于皮肤向下用力或回旋按摩。

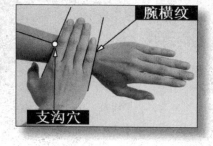

腕横纹

支沟穴

图262

请根据图片指示寻找。

四、支沟穴

1. 如何找到支沟穴

（1）在手前臂上，外关穴之上。

（2）找到手背腕部的横纹，另一手的四指并拢，小指边缘紧贴腕横纹。

（3）再沿食指边缘画一条线，该线与手臂正中线的交叉点，即为支沟穴。

2. 支沟穴有什么作用

治疗病症：便秘，耳部疾病。

3. 按摩时用力方向

垂直于皮肤向下用力或回旋按摩。

五、 列缺穴

1. 如何找到列缺穴

（1）手前臂侧，近手腕处。

（2）手腕伸直，两手虎口张开相交叉，一手食指尖下的凹陷处，即是列缺穴。

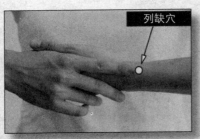

图263

2. 列缺穴有什么作用

（1）治疗病症：感冒，头痛，咳嗽，咽喉疼痛等。

（2）预防疾病：感冒，咽炎。

3. 按摩时用力方向

垂直于皮肤向下用力或回旋按摩。

六、 曲池穴

1. 如何找到曲池穴

（1）在手肘部外侧。

（2）屈曲前臂，找到肱骨外上髁和肘横纹。

（3）在肘横纹尽头与肱骨外上髁高点之间画一横线，横线中点，即是曲池穴。

请根据图片指示寻找。

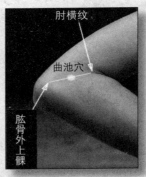

图264

2.曲池穴有什么作用

（1）治疗病症：感冒，发烧，皮疹，高血压，贫血，牙痛，牙龈肿痛，咽喉肿痛，淋巴结肿大，癫狂，便秘，皮肤瘙痒，肘关节疼痛，手臂肿痛，半身不遂，肩背痛，慢性阑尾炎，肠炎。

（2）预防疾病：感冒，高血压，糖尿病眼病，青春痘，痤疮，头痛。

3. 按摩时用力方向

垂直于皮肤向骨内侧用力。

七、尺泽穴

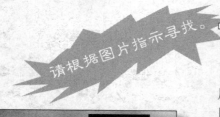

请根据图片指示寻找。

1. 如何找到尺泽穴

（1）在手肘窝处。

（2）当手腕和手臂屈曲用力时，可在肘窝处见到一突起的肌腱，肌腱的拇指侧的凹陷处，即是尺泽穴。

2. 尺泽穴有什么作用

（1）治疗病症：感冒，咳嗽，气喘，咽喉肿痛，肘臂疼痛等。

（2）预防疾病：肺功能减退。

3. 按摩时用力方向

垂直于皮肤向下用力或回旋按摩。

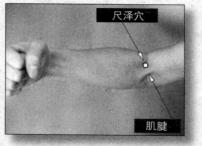

图265

八、神门穴

1. 如何找到神门穴

（1）在前臂内侧，找到腕横纹和尺侧腕屈肌腱（当手用力握拳向手臂内侧屈曲时可见）。

（2）腕横纹与肌腱内侧缘交界处，为神门穴。

2. 神门穴有什么作用

（1）治疗病症：心慌，心累，心动过速，健忘，失眠，多梦，神思恍惚，疯癫，狂证。

（2）预防疾病：心神疾病，噩梦。

3. 按摩时用力方向

垂直于皮肤向下用力或回旋按摩。

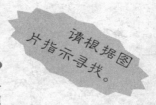

请根据图片指示寻找。

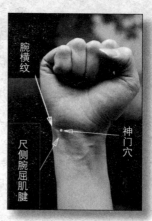

图266

九、后溪穴

1. 如何找到后溪穴

（1）在第五掌骨侧面上端。

（2）握拳时，手掌侧上端最明显的横纹末端即为后溪穴。

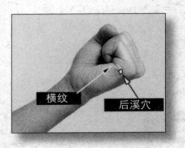

图267

2. 后溪穴有什么作用

（1）治疗病症：落枕，肩颈强痛，腰背痛，耳鸣，角膜炎等。

（2）预防疾病：落枕，颈椎病，腰椎病。

3. 按摩时用力方向

垂直于皮肤向下用力或回旋按揉。

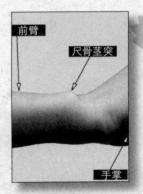

请根据图片指示寻找。

图268

十、养老穴

1. 如何找到养老穴

（1）在前臂外侧，先将手心向下，找到尺骨小头突起最高处。

（2）用另一只手的食指按住最高点不放，将向下的手心向内旋转至掌心向胸。

（3）此时，食指下的最突出点变成一个小凹陷，该凹陷处为养老穴。

2. 养老穴有什么作用

（1）治疗病症：近视，远视，复视，青光眼，视力下降，肩、肘、臂、腕等处的疼痛。

（2）预防疾病：骨质增生，骨质疏松，近视，并可减缓衰老。

3. 按摩时用力方向

垂直于皮肤向下用力或回旋按摩。

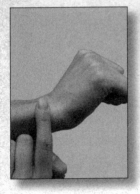

图269

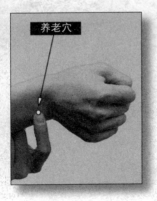

图270

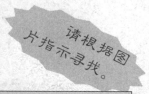

请根据图片指示寻找。

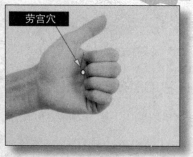

图271

十一、劳宫穴

1. 如何找到劳宫穴

（1）在手掌中。

（2）手指自然屈曲，中指尖下，即是劳宫穴。

2. 劳宫穴有什么作用

（1）治疗病症：心悸，心痛，口疮，口臭。

（2）预防疾病：心脏疾病。

3. 按摩时用力方向

垂直于皮肤向下用力或回旋按摩。

十二、少商穴

请根据图片指示寻找。

1. 如何找到少商穴

（1）在手大拇指上。

（2）在手大拇指指甲内侧角外约0.3厘米处，即是少商穴。

2. 少商穴有什么作用

治疗病症：鼻出血，咽喉肿痛，昏迷等。

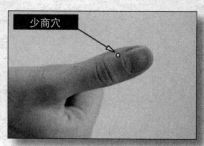

图272

3. 按摩时用力方向及注意事项

（1）用力方向：垂直于皮肤向下用力。

（2）注意事项：此穴多用钝圆小棍压迫，而不用手指按摩。

十三、肩髃穴

1. 如何找到肩髃穴

（1）在肩前部，将手臂平举呈90°
（2）肩前部出现的凹陷，即是肩髃穴。

2. 肩髃穴有什么作用

（1）治疗病症：肩关节周围的疼痛不适，臂软。
（2）预防疾病：肩周炎。

3. 按摩时用力方向

用力方向：垂直于皮肤向下用力或回旋按摩。

请根据图片指示寻找。

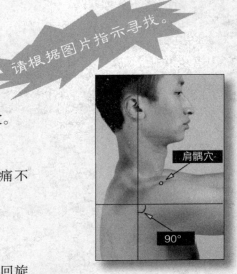

图273

请根据图片指示寻找。

十四、鱼际穴

1. 如何找到鱼际穴

（1）在手大鱼际处。
（2）拇指放松，鱼际靠掌心侧色较红，靠手背侧色较淡或白，在红白交界处画一条线从手大拇指根部到大鱼际根部，该线的中点即是鱼际穴。

2. 鱼际穴有什么作用

（1）治疗病症：咳嗽，咽喉肿痛，咽痒，嗓音嘶哑，发烧。
（2）预防疾病：发烧，咽炎。

3. 按摩时用力方向

垂直于皮肤向下用力或回旋按摩。

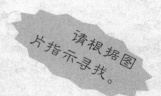

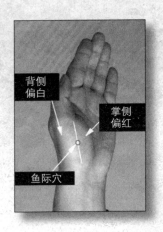

图274

十五、落枕穴

1. 如何找到落枕穴

（1）手背部，在第二、三掌骨之间。

（2）将手轻握拳，在第二、三掌指关节突起稍后方，两掌骨之间的凹陷处，即是落枕穴。

2. 落枕穴有什么作用

（1）治疗病症：落枕，颈部强痛，胃痛，小儿消化不良，小儿脐周感染.

（2）预防疾病：落枕，颈部强痛。

3. 按摩时用力方向

垂直于皮肤向下用力或回旋按摩。

请根据图片指示寻找。

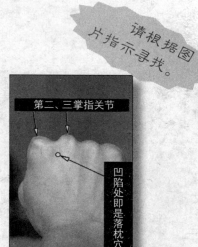

第二、三掌指关节

凹陷处即是落枕穴

图275

十六、腰痛穴

1. 如何找到腰痛穴

（1）在手背部，靠近腕关节处。

（2）将五指伸直，并向上屈曲腕关节。

（3）在靠近腕关节的手背中三条肌腱汇合部的两侧凹陷中，即是腰痛穴（一只手二个穴位）。

2. 腰痛穴有什么作用

（1）治疗病症：急性腰扭伤、腰肌劳损、腰部强痛。

（2）预防疾病：腰痛，腰强。

3. 按摩时用力方向

垂直于皮肤向下用力或回旋按摩。

请根据图片指示寻找。

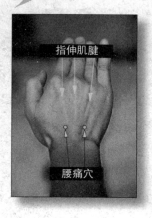

指伸肌腱

腰痛穴

图276

第六节　下肢部常用有效穴

一、膝眼穴

1. 如何找到膝眼穴

（1）在膝部。

（2）当膝关节屈曲时，髌骨下方两侧的凹陷处，是膝眼穴。

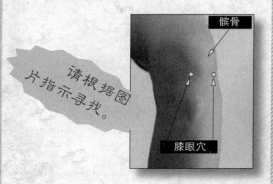

请根据图片指示寻找。

髌骨

膝眼穴

图277

2. 膝眼穴有什么作用

（1）治疗病症：治疗膝关节疾病，如膝部肿痛，行走困难，膝部骨质增生等。

（2）预防疾病：膝关节退行性病变。

3. 按摩时用力方向及注意事项

（1）用力方向：向膝关节内按压。

（2）注意事项：宜屈膝时按摩或温灸该穴。

二、足三里穴

1. 如何找到足三里穴

（1）首先找到小腿部的胫骨，手指沿胫骨外侧向上推动。

（2）当手指前端受阻，不能再向上推动时停止。

（3）此时，手指外侧缘上端，即为足三里穴。

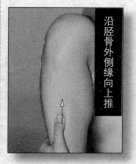

沿胫骨外侧缘向上推

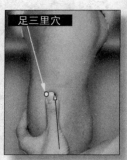

足三里穴

图278　　　　　**图279**

2. 足三里穴有何作用

（1）治疗病症：食欲下降，厌食，呕吐，反酸，胃痛，腹胀，腹痛，腹泻，便秘，胆囊炎（结石），慢性阑尾炎，慢性胰腺炎，膝关节疼痛，下肢麻木，下肢无力，痛经。

（2）预防疾病：自我按摩或温灸此穴，可调整肠胃功能，强健体魄，对消除面部色斑、皱纹有良好作用，无病之人长期按摩或温灸此穴则可强身健体，延年益寿。

3. 按摩时用力方向

垂直于皮肤向下用力或回旋按摩。

三、阑尾穴

1. 如何找到阑尾穴

（1）屈曲膝关节，在小腿前，胫骨外侧，足三里穴的下方（请先按图279找到足三里穴）。

（2）用手指点按寻找足三里穴下方两指宽度以内的压痛点，压痛点即为阑尾穴。

2. 阑尾穴有什么作用

（1）治疗病症：慢性阑尾炎，右下腹疼痛不适。

（2）预防疾病：预防慢性阑尾炎向急性阑尾炎转化。

3. 按摩时用力方向

垂直于皮肤向下用力或向内上方胫骨处挤压。

请根据图片指示寻找。

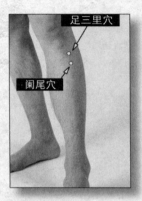

图280

请根据图片指示寻找。

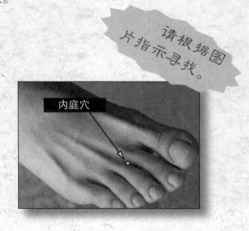

图281

四、内庭穴

1. 如何找到内庭穴

（1）在足部。

（2）第二、三趾的连接处的缝纹端即是内庭穴。

2. 内庭穴有什么作用

治疗病症：胃肠道疾病，牙痛，咽喉疼痛，胃痛，胃胀。

3. 按摩时用力方向及注意事项

（1）用力方向：垂直于皮肤向下用力。

（2）注意事项：此穴宜用钝圆小棍点压。

五、行间穴

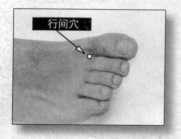

图282

1. 如何找到行间穴

（1）在足部。

（2）第一趾、第二趾的连接处缝纹端即是行间穴。

2. 行间穴有什么作用

治疗病症：肝胆疾病，易怒，心烦，目痛，目痒，痛经，胁肋胀痛，头顶跳痛。

3. 按摩时用力方向及注意事项

（1）用力方向：垂直于皮肤向下用力。

（2）注意事项：此穴宜用钝圆小棍点压。

六、血海穴

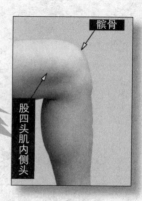

图283

1. 如何找到血海穴

（1）膝部呈屈曲位，大腿与小腿呈90°角。在大腿内侧，股四头肌内侧。

（2）手掌心抵住髌骨（左腿用右手，右腿用左手）食中环小四指向上伸直。

（3）拇指与食指呈45°角分开，手大拇指指尖下的凹陷为血海穴。

2. 血海穴有什么作用

（1）治疗病症：可治疗一切与血液有关的疾病：如月经不调，闭经，痛经，鼻血，便血，尿血，皮下出血，皮肤瘙痒，多种皮炎，子宫肌瘤，卵巢囊肿，面部黄褐斑、雀斑。

（2）预防疾病：可缓解疲劳，调节全身气血，美容祛斑，减少皱纹。预防糖尿病，痛风，高脂血症等疾病。

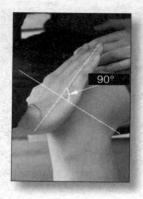

图284

3. 按摩时用力方向

垂直于皮肤向下用力或回旋揉按。

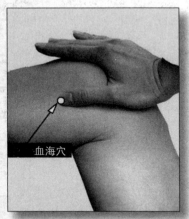

图285

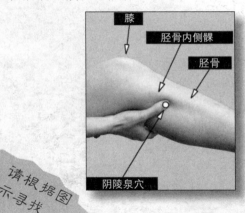

图286

痛。

（2）预防疾病：对患有前列腺增生的中老年人，可预防小便不利，尿不尽。增强脾胃运化功能，预防消化不良。

3. 按摩时用力方向

垂直于皮肤向下用力或回旋用力。

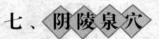
请根据图片指示寻找。

七、阴陵泉穴

1. 如何找到阴陵泉穴

（1）屈曲膝关节，该穴位于小腿内侧上端。

（2）在胫骨（穷骨头）近膝端后缘，胫骨内侧髁下一个指头的凹陷中，即是阴陵泉穴。

2. 阴陵泉穴有什么作用

（1）治疗病症：该穴属足太阴脾经，可治疗由于因消化吸收不好所致的腹胀，腹痛，泄泻等，并可治疗肥胖，水肿，黄疸，小便不利或失禁，膝关节疼

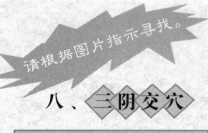
请根据图片指示寻找。

八、三阴交穴

1. 如何找到三阴交穴

（1）首先找到内踝（内侧螺丝拐）的最突出部位。

（2）再将四指并拢，小指外侧缘放于内踝最突出部位，沿食指侧画一根横线。

（3）从胫骨（穷骨头）与横线的交叉点向后退一个手指头的凹陷中，即是三阴交穴。

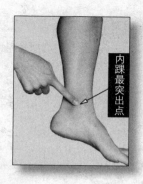

图287

作用，女子还可有美容祛斑作用。

3. 按摩时用力方向及注意事项

（1）用力方向：垂直于皮肤向下用力或向内上方胫骨处挤压。

（2）注意事项：孕妇请在医生指导下运用该穴。

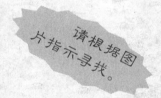

请根据图片指示寻找。

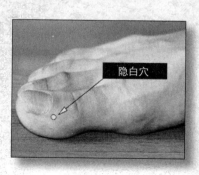

图290

2. 三阴交穴有何作用

（1）治疗病症：消化不良，腹泻，水肿，足软无力，小便不利，遗尿，阳痿，遗精，阴囊湿疹，疝气，月经不调，痛经，白带异常，皮肤瘙痒，高血压，失眠，心动异常。

（2）预防疾病：月经前于该穴位进行治疗，可预防痛经发生。与足三里穴相配合长期治疗，可强壮肝、脾、肾，达到健身益寿

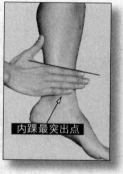

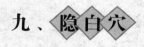

图288　　　　　　　图289

九、隐白穴

1. 如何找到隐白穴

（1）在足大拇指上。

（2）在距足大拇指内则指甲角约0.3厘米处，即是隐白穴。

2. 隐白穴有什么作用

治疗病症：出血性疾病，如崩漏，便血，尿血等。

3. 按摩时用力方向及注意事项

（1）用力方向：垂直于皮肤向下用力。

（2）注意事项：此穴宜用钝圆小棍按摩刺激。

十、太溪穴

1. 如何找到太溪穴

（1）在足踝部内侧找到内踝最突出部位。

（2）找到与内踝最突出部位平行的跟腱部。

（3）在两点之间画一条直线。

（4）这点直线的中点，就是太溪穴。

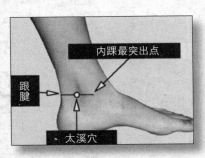

图291

2. 太溪穴有什么作用

（1）治疗病症：咽喉充血，肿痛，急慢性扁桃体炎，牙痛，乳痛，心内膜炎（心烦，心痛，胸闷不能卧），膈肌痉挛（扯嗝儿），糖尿病，热病后引起的四肢冰冷，疝气，老年性便秘，肾虚阳痿，月经不调，肾功能异常，慢性肾病。

（2）预防疾病：老年人长期按摩或温灸此穴，可减缓衰老程度，有减少夜尿次数，防止便秘，预防感冒等作用；年轻人长期按摩此穴，可调整生殖系统功能，提高性欲，并可提高优生几率。

3. 按摩时用力方向

垂直于皮肤向下用力。

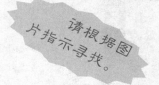

请根据图片指示寻找。

十一、照海穴

1. 如何找到照海穴

（1）在足内踝部。

（2）在足内踝骨之下的凹陷处，即是照海穴。

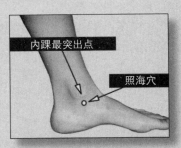

图292

2. 照海穴有什么作用

（1）治疗病症：咽喉肿痛，失眠，便秘，小便频数。

（2）预防疾病：老年人长期按摩此穴可缓解衰老程度，减少夜尿次数，防止便秘，预防感冒；年轻人长期按摩此穴可调整生殖系统功能，提高性欲，提高优生几率。

3. 按摩时用力方向

垂直于皮肤向下用力。

十二、涌泉穴

1. 如何找到涌泉穴

（1）在足底部。

（2）将足底（不包括足趾）划分成三等份。

（3）在上1/3与中1/3的交界线中点的凹陷处，为涌泉穴。

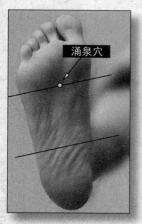

图293

请根据图片指示寻找。

2. 涌泉穴有什么作用

（1）治疗病症：可治疗头痛，眩晕，晕厥，失眠，咽喉肿痛，失音，子宫下垂，不孕，心律不齐，小儿高热抽搐，便秘，小便不利。

（2）预防疾病：该穴可预防高血压，心脏病，提高受孕几率，提高睡眠质量，防止便秘。

3. 按摩时用力方向

垂直于皮肤向下用力或回旋用力。

十三、太冲穴

1. 如何找到太冲穴

（1）在足背部，大拇趾肌腱与第二趾肌腱之间。

（2）用手指沿脚趾缝稍用力向上摸，当指腹遇阻碍（即触到足背骨头时），指尖下的凹陷处，即是太冲穴。

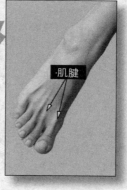
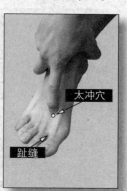

图294　　　　　图295

2. 太冲穴有什么作用

（1）治疗病症：因肝火太旺引起的心烦，脾气暴躁，口臭，牙痛，头痛，眩晕，眼干涩，便秘，失眠；肝经经络疾病引起的面瘫，面肌痉挛，中风；崩漏，月经不调，呕逆，胃痛，腰痛不能俯仰，下肢疼痛无力。

（2）预防疾病：该穴可调节情绪，缓解紧张压力，调节月经周期。对肝炎患者改善肝功能，保护肝脏有辅助作用。

3. 按摩时用力方向

垂直于皮肤向下用力或略向上方跖骨处挤压。

十四、阳陵泉

1. 如何找到阳陵泉穴

（1）在膝部外侧方，小腿外上方。

（2）找到位于膝部外侧方的腓骨小头，在腓骨小头前下方的凹陷处，即是阳陵泉穴。

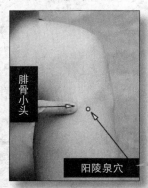

图296

2. 阳陵泉穴有什么作用

（1）治疗病症：运动系统病症：膝关节炎及周围软组织疾病，下肢瘫痪，踝扭伤，肩周炎，落枕，腰扭伤。消化系统病症：口苦，呕吐，黄疸，肝炎，胆结石，胆绞痛，胆道蛔虫症，习惯性便秘。

（2）预防疾病：预防高血压，中风，胆绞痛，女子痛经。并可预防长期居住在潮湿地区的人员发生腿脚疼痛。

3. 按摩时用力方向

垂直于皮肤向下用力。

十五、胆囊穴

1. 如何找到胆囊穴

（1）在小腿外侧上端，阳陵泉穴下方。

（2）用手指点按寻找阳陵泉下方两指宽度以内的压痛点，压痛点即为胆囊穴。

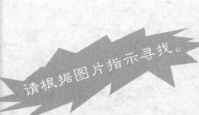
请根据图片指示寻找。

图297

2. 胆囊穴有什么作用

（1）治疗病症：胆结石，胆囊炎，蛔虫钻胆所致疼痛，黄疸，口苦，恶心等。

（2）预防疾病：有胆结石，慢性胆囊炎患者，可预防结石嵌顿，胆绞痛发生。

3. 按摩时用力方向

垂直于皮肤向下用力或回旋挤压。

十六、绝骨穴（悬钟穴）

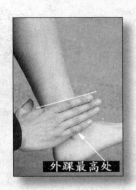

图298

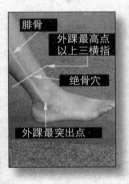

图299

1. 如何找到绝骨穴

（1）在足踝部外侧找到外踝最突出部位。

（2）将手四指并拢，小指外侧置于最高点处。

（3）沿食指内侧画一条横线。

（4）从外踝处沿腓骨向上摸，到达横线处，可触及一个凹陷点，此凹陷点即为绝骨穴（悬钟穴）。

2. 绝骨穴有什么作用

（1）治疗病症：可治疗急性腰扭伤，偏头痛，落枕，下肢麻木疼痛，中风，截瘫，痔疮出血，急性鼻炎，胃部灼痛等。

（2）预防疾病：缓解肩背颈部肌肉紧张，可预防颈椎病、腰椎疾病；可作为降血压辅助治疗点。

3. 按摩时用力方向

垂直于皮肤向下用力。

请根据图片指示寻找。

十七、光明穴

1. 如何找到光明穴

（1）按图298，图299找到绝骨穴。

（2）将两手大拇指横向并排于绝骨穴之上。

（3）沿最上面的拇指侧缘画一条横线。

（4）从外踝处沿腓骨向上摸，到达横线附近，可触及一个凹陷点，此凹陷点即为光明穴。

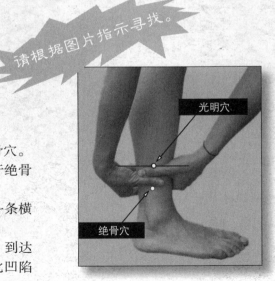

图300

2. 光明穴有什么作用

（1）治疗病症：主要治疗眼疾如：眼痛，夜盲，近视，弱视，远视等。

（2）预防疾病：近视。

3. 按摩时用力方向及注意事项

（1）用力方向：垂直于皮肤向下用力。

（2）注意事项：按摩时用力量不应过大，否则易致皮下青瘀。

十八、丰隆穴

请根据图片指示寻找。

1. 如何找到丰隆穴

（1）在小腿外侧方找到膝关节下方的腓骨小头最突起处和外踝关节的最突起处。

（2）将两点连线，找连线的中点，并沿该线画一条横线。

（3）再将食中两指并拢置于胫骨外侧，沿中指外侧画一条竖线。

（4）该横线和竖线的交叉点即为丰隆穴。

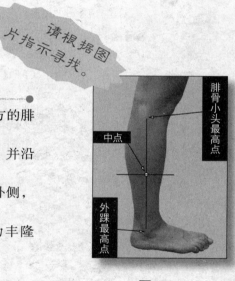

图301

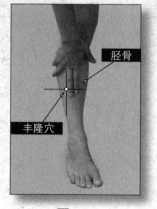

图302

2. 丰隆穴有什么作用

（1）治疗病症：主要治疗与痰湿有关的病症如，痰湿头痛，眩晕，咳嗽痰多，水肿，癫狂等。

（2）预防疾病：中风，鼻炎，咽炎。

3.按摩时用力方向

垂直于皮肤向下用力。

十九、委中穴

请根据图片指示寻找。

1. 如何找到委中穴

（1）在腿部膝后的腘窝处。

（2）在腘窝横纹的中点，即是委中穴。

2. 委中穴有什么作用

治疗病症：腰痛，下肢肿痛不适，丹毒，遗尿。

3. 按摩时用力方向及注意事项

（1）用力方向：垂直于皮肤向下用力。

（2）注意事项：按摩此穴时宜略屈膝。

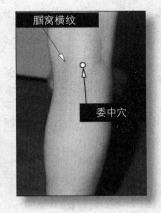

腘窝横纹

委中穴

图303

第七节　小儿常用特殊有效穴

前六节所介绍的穴位，同样可用于小儿，但因孩子的生理、病理情况与成人有所不同，故本节介绍的是一部分仅适用于小儿，较为特殊，但临床常用、简单又有效的穴位。

一、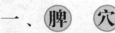 脾 穴

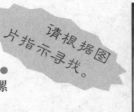

请根据图片指示寻找。

1. 如何找到脾穴

在孩子拇指桡侧，由大拇指面螺纹到指根，属线形穴位。

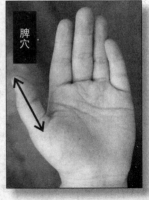

2. 脾穴可以治疗哪些疾病

消化不良，吐奶，腹胀，腹泻，疳积，喉中痰鸣，哮喘，慢惊风，疹出不畅等。

图304

3. 哪些方法可以用于该穴

直推法（具体操作方法见第二章第一节小儿推拿法）。

4. 如何使用

从指尖向指根推为补，反之为清，来回推为清补。

二、肝 穴

请根据图片指示寻找。

1. 如何找到肝穴

在孩子食指掌面，由食指面螺纹到指根，属线形穴位。

2. 肝穴可以治疗哪些疾病

小儿急慢惊风，眼睛红肿，感冒，烦躁，头晕，头痛等。

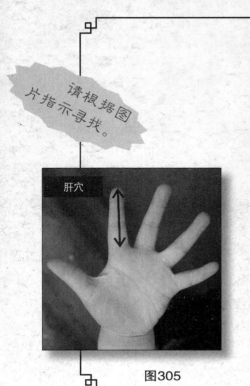

肝穴

3. 哪些方法可以用于该穴

直推法（具体操作方法见第二章第一节小儿推拿法）

4. 如何使用

从指根向指尖推为清，反之为补。一般用清法，极少用补法。

图305

三、心穴

1. 如何找到心穴

在孩子中指掌面，由指面螺纹到指根，属线形穴位。

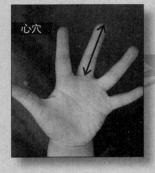

图306

2. 心穴可以治疗哪些疾病

口唇长疮，口腔溃疡，小便短涩，白睛发红，抽搐，吐舌，弄舌等。

3. 哪些方法可以用于该穴

直推法（具体操作方法见第二章第一节小儿推拿法）。

4. 如何使用

从指尖向指根推为补，反之为清，来回推为清补。一般用清补法。

四、肺穴

1. 如何找到肺穴

在孩子无名指掌面，由无名指面螺纹到指根，属线形穴位。

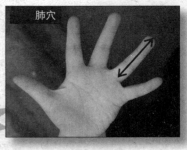

图307

2. 肺穴可以治疗哪些疾病？

伤风，感冒，咳嗽，气喘，痰鸣，肺炎，百日咳，急慢性支气管炎，出疹不畅，遗尿，便秘等。

3. 哪些方法可以用于该穴

直推法（具体操作方法见第二章第一节小儿推拿法）。

4. 如何使用

从指尖向指根推为补，反之为清。一般用清肺法，少用补法。

五、肾穴

1. 如何找到肾穴

在孩子小指掌面，由小指面螺纹到指根，属线形穴位。

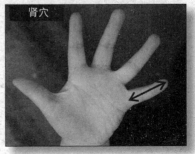

图308

2. 肾穴可以治疗哪些疾病

先天不足，脑瘫，智力低下，遗尿，小便不畅，小便淋漓，五更泄，久咳久喘等。

3. 哪些方法可以用于该穴

直推法（具体操作方法见第二章第一节小儿推拿法）。

4. 如何使用

从指尖向指根推为补，不用清法。

请根据图片指示寻找。

六、胃穴

1. 如何找到胃穴

在孩子手腕横纹至大拇指根部赤白肉际处，属线形穴位。

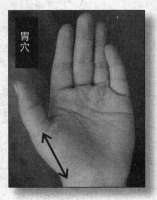

图309

2. 胃穴可以治疗哪些疾病

吐奶，恶心呕吐，食欲下降，厌食，消化不良，吐血，鼻血，牙龈出血等。

3. 哪些方法可以用于该穴

直推法（具体操作方法见第二章第一节小儿推拿法）。

4. 如何使用

从掌根部向指根部推为清法，反之为补法。一般用清法。

七、小肠穴

1. 如何找到小肠穴

在孩子小指尺侧缘，由小指根尖到指根，属线形穴位。

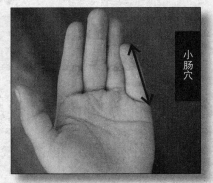

小肠穴

图310

2. 小肠穴可以治疗哪些疾病

唇舌生疮，口腔溃疡，小便异常，排尿困难，腹泻等。

3. 哪些方法可以用于该穴

直推法（具体操作方法见第二章第一节小儿推拿法）。

4. 如何使用

从指根向指尖推为清，来回推为清补。不用补法。

八、 大肠穴

1. 如何找到大肠穴

在孩子食指桡侧缘，由食指指尖到指根，属线形穴位。

2. 大肠穴可以治疗哪些疾病

便秘，腹泻，脱肛，肛门红肿，痢疾等。

3. 哪些方法可以用于该穴

直推法（具体操作方法见第二章第一节小儿推拿法）。

4. 如何使用

从指尖向指根推为补，反之为清，来回推为清补。不用补法。

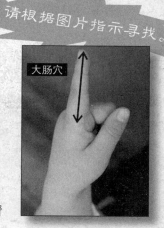

请根据图片指示寻找。

图311

九、 小天心穴

1. 如何找到小天心穴

在孩子手掌根部，大小鱼际交接处的凹陷中，属点形穴位。

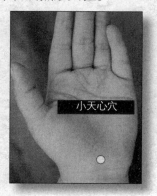

图312

2. 小天心穴可以治疗哪些疾病

惊风，癫痫，烦躁，夜间哭闹，小便不利，尿血，实热咳嗽，气喘，痘疹出疹不畅，目红肿痛等。可治疗多种眼病。

3. 哪些方法可以用于该穴

用捣法。捣法是指操作者将中指或无名指屈曲，用屈曲关节的背面上下敲击穴位点。

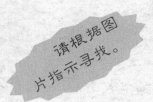

请根据图片指示寻找。

十、 八卦穴

1. 如何找到八卦穴

在孩子手掌面，掌心的周边。以掌心为圆心，从圆心至中指根横纹约2/3处为半径，画一圆圈，八卦穴即在此圆圈上，分为乾、坎、艮、震、巽、离、坤、

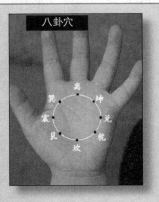

图313

兑八卦穴，对小天心者为坎，对中指者为离，属面形穴位。

2. 八卦穴可以治疗哪些疾病

胸闷，饱胀，呕吐，泄泻，食欲差，咳嗽痰喘，心烦内热等。

3. 哪些方法可以用于该穴

旋推法（具体操作方法见第二章第一节小儿推拿法）。

十一、一窝风穴

1. 如何找到一窝风穴

在孩子的手腕背侧，腕横纹中点的凹陷处。

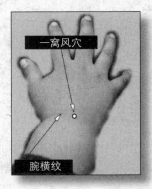

图314

2. 一窝风穴可以治疗哪些疾病

伤风感冒，腹痛，惊风。

3. 哪些方法可以用于该穴

揉法。具体操作方法见第二章第一节，与成人同。

十二、三关穴

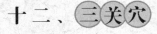

1. 如何找到三关穴

在前臂的拇指侧，从腕横纹至肘部的横纹成一条直线。属长线形穴位。

2. 三关穴可以治疗哪些疾病

先天不足，汗多，一切虚寒之证。

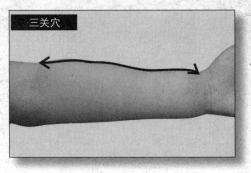

图315

3. 哪些方法可以用于该穴

直推法（具体操作方法见第二章第一节小儿推拿法）。

十三、六腑穴

请根据图片指示寻找。

1. 如何找到六腑穴

在前臂的小指侧，从肘部横纹头至腕部横纹头成一直线，属长线形穴位。

2. 六腑穴可以治疗哪些疾病

高烧，发热，小儿惊风，便秘，痘疹。

3. 哪些方法可以用于该穴

直推法（具体操作方法见第二章第一节小儿推拿法）。

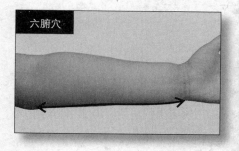

图316

十四、天河水

请根据图片指示寻找。

1. 如何找到天河水穴

位于前臂手掌侧正中，从腕横纹至肘横纹成一条直线。属长线形穴位。

2. 天河水穴可以治疗哪些疾病

感冒发热，夜啼，吐舌，咳嗽，腹泻等。

3. 哪些方法可以用于该穴

直推法（具体操作方法见第二章第一节小儿推拿法）。

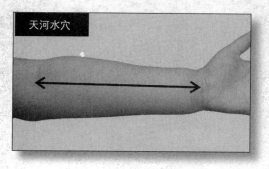

图317

【第四章】
复杂方法简单化
——一学就会的防病治病法

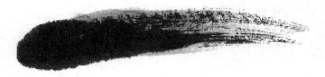

☑ 成人简单按摩法

☑ 小儿特殊手法

☑ 简单灸法

☑ 简单穴位刺激法

☑ 拔罐法

☑ 简单药物用法

第一节　成人简单按摩法

一、点按法

1. 操作方法

（1）手指点按法：用手指指尖或指腹按压体表或对称性挤压体表。

（2）掌按法：用单手掌，或双手掌（即两手交叉重叠）按压体表。

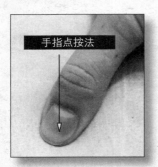

图318

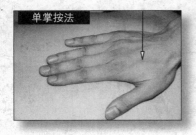

图319

2. 适宜部位

（1）指按法适用于大多数穴位。

（2）掌按法适用于面积较大的体表部位，例如：腰背部、腹部、大腿部、臀部。

3. 注意事项

操作时，指腹或手掌应紧贴体表，不要移动，按时力量要由轻到重，不能突然发力或暴力按压。

二、摩　法

1. 操作方法

（1）指摩法：用单个指腹或多个手指指腹面附着于皮肤上做环形运动。

（2）掌摩法：用手掌附着于皮肤上做环形运动。

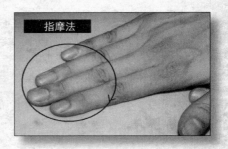

图320

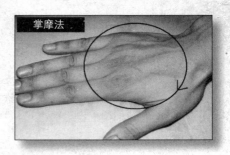

图321

2. 适宜部位

（1）指摩法：适宜于胸胁腹部、手足部等皮肤面积较小部位，也常用于小儿各部位。

（2）掌按法：适用于面积较大的体表部位，例如：腰背部、腹部、大腿部、臀部。

3. 注意事项

操作时，用力不可过重，以免损伤皮肤，可用爽身粉或滑石粉作润滑剂。

三、掐 法

1. 操作方法

用指甲或指尖，垂直作用于皮肤，重刺激穴位。

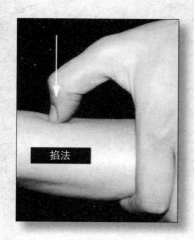

图322

2. 适宜部位

适用于急救穴位，如：人中穴、合谷穴、内关穴等。

3. 注意事项

操作时，应逐渐用力，尽量不要掐破皮肤。掐之后，应轻揉局部以缓解疼痛不适。

四、揉 法

1. 操作方法

（1）指揉法：用手指指腹紧贴于穴位局部皮肤，垂直于皮肤用力的同时，作顺时针或逆时针方向的旋转运动。

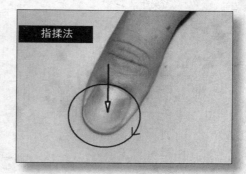

图323

（2）掌根揉法：用手掌根部紧贴于局部皮肤，垂直于皮肤用力的同时，作顺时针或逆时针方向的旋转运动。

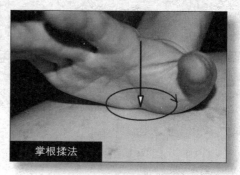

图324

（3）鱼际揉法：用大鱼际或小鱼际部紧贴于局部皮肤，垂直于皮肤用力的同时，作顺时针或逆时针方向的旋转运动。

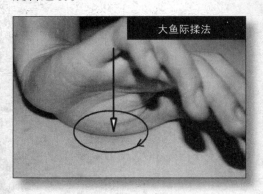

图325

2. 适宜部位

指揉法适用于大多数穴位，掌根揉或鱼际揉法适用于面积较大的体表部位，例如：腰背部、腹部、大腿部、臀部。

3. 注意事项

操作时，指腹或手掌应紧贴体表，不要移动，揉时力量要由轻到重。

五、捏拿法

1. 操作方法

（1）三指捏拿法：用大拇指掌腹或食、中指夹住肢体相对用力挤压的同时向上提捏。

（2）五指捏拿法：用大拇指与其余四指夹住肢体，相对用力挤压的同时向上提捏。

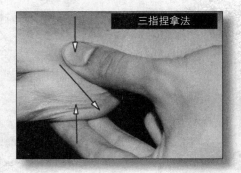

图326

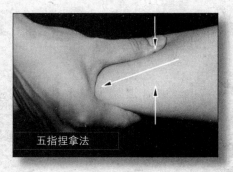

图327

2. 适宜部位

（1）三指捏法：适宜于手臂及颈部等面积较小部位，也常用于小儿各部位。

（2）五指捏法：适用于颈肩部、四肢、背脊等面积较大的体表部位。

3. 注意事项

操作时，挤压拿捏动作要柔和有力，均匀而有节律。

六、推 法

1. 操作方法

（1）指推法：手指指腹适当用力贴于皮肤表面，进行单方向的直线移动。

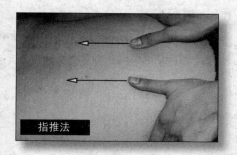

指推法

图328

（2）掌推法：手掌适当用力贴于皮肤表面，进行单方向的直线移动。

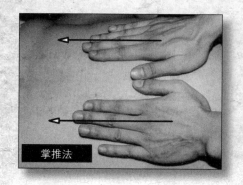

掌推法

图329

2. 适宜部位

指推法适宜于人体各部位。掌推法适宜于身体面积较大部位，如腰、背、腿等。

3. 注意事项

操作时，力量应适中，力量过大可造成皮肤表面损伤。夏日最好加适量爽身粉以避免损伤皮肤。

七、擦 法

1. 操作方法

五指并拢伸直，将手平贴于皮肤表面进行直线或斜线来回摩擦。

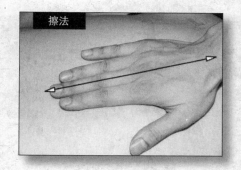

擦法

图330

2. 适宜部位

适用于面积较大的体表部位，例如：胁部、腰部、骶部等。

3. 注意事项

在对老年人使用擦法时，宜使用爽身粉或滑石粉等润滑剂，以免损伤皮肤。

第二节　小儿特殊手法

一、推　法

1．操作方法

（1）直推法：因小儿肢体较细，因此，推法多用单指或两指在穴上作直线推动。

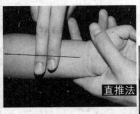
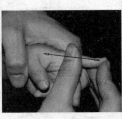

直推法

图331

（2）旋推法：用拇指指腹在穴位上作顺时针方向的旋转推动。

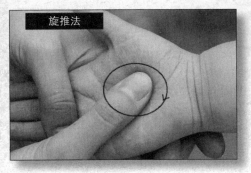

旋推法

图332

（3）分推法：用两手拇指的指腹自穴位向两旁分向推动。

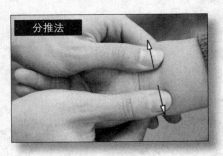

分推法

图333

2．适宜部位

指按法适用于大多数穴位，直推法的推动方向与补泻有关，根据不同部位和穴位而定。

3．注意事项

操作时，由于要求有节律，频率达200～300次/分，多需用爽身粉等介质以免损伤孩子柔嫩肌肤。

二、小儿捏脊法

1．操作方法

（1）方法一：用拇指桡侧缘顶住皮肤，食、中指前按，三指同时用力向上提拿起皮肤，双手交替捻动向前。

（2）方法二：食指屈曲，用食指中节桡侧顶住皮肤，拇指前按，两指同时用力向上提拿皮肤，双手交替捻动向前。

（3）每向前捻动3次，即向上用力提扯一下。

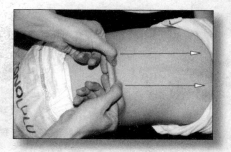

图334

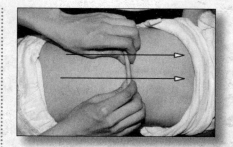

图335

2. 适宜部位

此方法主要用于小儿后背部，方向多由下向上作直线前进。

3. 注意事项

操作时，捏起皮肤多少及用力大小要适当，不可拧转。

第三节　简单灸法

一、艾条温灸法

本法适用于全身各部位。

1. 温和灸

（1）到药房或医院购市面出售的药用灸条或纯艾灸条。

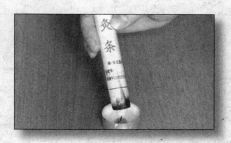

图337

（3）用笔在皮肤上画出穴位点，将灸条置于找好确定的穴位上方或前方，使皮肤感觉温热。

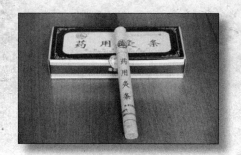

图336

（2）将灸条的一端点燃。

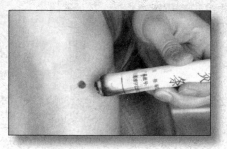

图338

（4）若穴位处皮肤感觉灼热疼痛，将灸条适当移开，减轻热度。

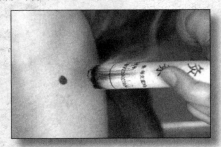

图339

（5）灸条位置固定在一个使皮肤温度感觉舒适的位置，持续5～10分钟。

（6）当灸条一端积灰较多时，可将灰抖掉或刮于烟灰缸或金属盘内。

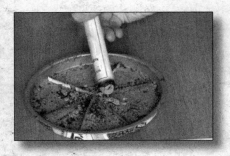

图340

（7）治疗结束前，寻找一个口径与灸条直径相似的玻璃瓶或自制灭灸木座。

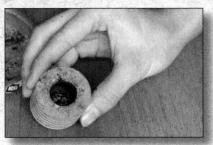

图341

（8）将用过的灸条插入玻璃瓶或自制灭灸座中。为确保灸条熄灭，请勿在10分钟内将灸条从中取出。若找不到合适瓶座熄灭灸条，可用少许水滴将燃烧部的灸条润湿熄灭（润湿熄灭的灸条请晾于干燥处，以便下次使用）。

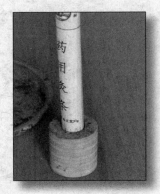

图342

2. 雀啄灸

确定施灸部位，并点燃艾条后，艾条点燃的一端与施灸部位皮肤的距离不需固定，而是像鸟雀啄食一样，一上一下的活动，使皮肤有灼热感和无灼热感交替。此方法多用于灸治急性病。

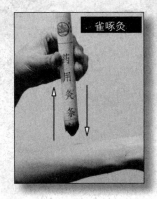

图343

3. 回旋灸

灸条点燃后，置于施灸部位上方左右来回移动，或者像画圈样移动，使皮肤始终感觉温热。

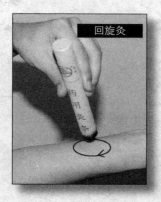

图344

二、香烟灸法

如外出旅游或不具备购买灸条的条件，可使用普通香烟代替灸条进行治疗，其使用方法与灸条用法相同。

三、火柴头灸法

（1）将火柴头点燃。

（2）吹灭明火。

（3）将仍然呈红色未完全熄灭的火柴头直接点按穴位。

该法多用于紧急或无施灸材料时，例如：鼻出血不止时，用本法灸少商穴。

第四节　简单穴位刺激法

一、皮肤针

（1）先确定叩打部位，并将该处皮肤消毒。

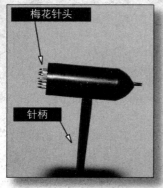

图345

（2）将购买的皮肤针的针尖部位用蘸有体积分数为75%的酒精棉球或棉签消毒或浸泡于酒精内5~10分钟。

（3）手握住皮肤针的柄后部1/3处，用手腕的力量带动皮肤针垂直叩击皮肤。

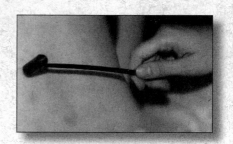

图346

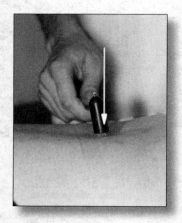

图347

二、锟针法

（1）寻找7～8厘米长的，头较钝圆的金属或木质小棍。

（2）用其钝圆之头点压于穴位上。

（3）要根据病情需要或患者能忍受程度用力。

（4）除垂直点压外，还可以做上下的颤动，或用手指搓捻锟针。

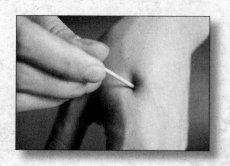

图348

（4）使用力量应由轻到重，速度应由慢到快。

（5）根据需要，将皮肤敲打至泛红或有小血点出现。

（6）如皮肤针上沾有血迹，应尽快清除，并用酒精消毒，妥善保存（宜一人一针，不宜交叉使用）。

第五节　拔　罐　法

一、留罐法

（1）购买专用玻璃火罐，或使用家中大开口的玻璃杯、罐（但要确保瓶口光滑无破损）。

（2）确定要拔罐的位置，并做好标记。

（3）用自制取火棒头蘸取适当体积分数为95%酒精（酒精不能顺棒往下流或滴）并点燃。

（4）操作者一手持罐，一手持点燃的火棒，将火焰伸入罐内2秒钟后迅速拿出，同时，另一手将罐吸附于穴位。

（5）用手握住玻璃罐稍用力上提，如罐仍吸在皮肤上，即为成功，如脱落再重复一次步骤④。

声响后，可缓缓将罐抬离皮肤。

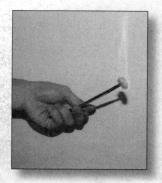

图349

> ***自制取火棒做法**：用购买的金属筷子或粗丝一根，长15～20厘米，在其一端绑上多层纱布或棉，用细钢丝固定好即可。

二、闪罐法

（1）前四步操作同留罐法。

（2）当罐刚吸附在皮肤上时，立即将罐用力扯离皮肤，另一手再将仍燃烧的点火棒伸入罐中稍作停留，再次拿开取火棒，将罐吸附于同样部位，如此反复7～14次，待罐身有明显热度时，将罐在穴位部停留。

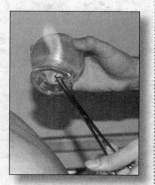

图350

三、揉罐法

（1）使用火罐法使罐体温度升高后，将罐翻转，用手握住罐口。

（2）将有温度的圆形罐体置于皮肤或穴位上，进行揉、按、推等手法。

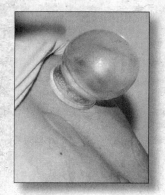

图351

（6）老年人、身体瘦弱之人或皮肤松弛部位停罐时间不宜超过5分钟，肌肉结实部位可停10分钟。

（7）取罐时，一手握罐，一手将罐口处的皮肤向下压，听见"哧"的

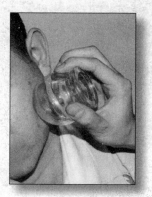

图352

第六节　简单药物用法

一、药汁熏蒸法

（1）将药物煮开半小时后，趁热倒入准备好的耐高温的塑料盆内。

（2）将手或足一端或两端靠于盆的一侧或两侧，让药物蒸汽熏蒸局部。

（3）待大量蒸汽挥发后，可于肢体上盖一毛巾。注意毛巾要将熏蒸肢体和药盆全部覆盖。

（4）待无明显热气后，肢体离开药盆，并将皮肤上的蒸汽擦干。

二、药汁浸泡洗浴法

（1）将温度合适的药汁倒入盆内，先用手掌轻摸盆体以感知是否烫手。

（2）如觉热而不烫，再用手指尖轻点药汁，以感知温度是否适合个人。

（3）如温度合适，即可将需浸泡洗浴的部位放入盆中，并用小毛巾蘸药汁洗浴不能浸入药汁中的部位。

（4）待温度下降，洗浴之人感觉温度不够时，将肢体从药汁中撤离，并用毛巾将肢体擦干。

三、药物敷熨法

（1）将药物放于锅内，倒入白酒100毫升一起翻炒加热。

（2）将炒热后的药物装入棉布袋或用布包好。

（3）放于需敷熨部位或穴位，或用药袋在施术部位上进行来回或回旋式的移动。

四、药物按摩法

（1）将泡好的药酒倒出少量涂抹于需按摩穴位或皮肤上。

（2）再运用各种推拿方法进行治疗。

五、药物佩戴法

将药物装入小布袋中用针缝好后挂于脖颈上，或放入衣袋内。

六、药物含漱法

（1）将煎好的药汁（根据需要用温热或冷却的）含在口内，不吞不吐。

（2）隔3～5分钟后，将药汁吐出，休息几分钟，再次含漱。